免疫療法に近づくな

長生きするなら「免疫力」より「抵抗力」

近藤誠

亜紀書房

まえがき

免疫力を上げると、がんを呼ぶ

がんと免疫については、世間の人々が誤解していることがたくさんあります。

たとえば**「免疫力が高いと長生きできる」**。

これが社会通念であるため、健康診断の採血結果で白血球数が（平均より）多いと喜び、少ないとがっかりしてしまう人が多い。免疫システムの中心は白血球（ないしリンパ球）だと知っているからです。

しかし統計では、**白血球が多い人たちのほうが、生存率が少し低くなる**のです。

別の誤解は**「免疫力を上げると、がんにかかりにくくなる」**。それで健康なときから、免疫力増強に励む人が大勢います。

しかし実際には、**免疫力が高くなった症状「炎症」があると、がんの発生率が上がる**のです。慢性肝炎があると肝がん発生率が跳ね上がります。安倍首相の持病である潰瘍《かいよう》性大腸炎も、経過が長くなると大腸がんが発生しやすくなることが知られています。

ワクチンも爪もみも、全部デタラメ

私が一番問題だと思うのは、それら**誤解があるために、**あたら**命を縮め、財産を失う患者・家族が大勢いる**ことです。

命を縮めるというのは、**治るはずの患者が免疫療法によって亡くなってしまう**、あるいは、**免疫力増強に励んだ結果、体力を落として早死にしてしまう**ことが少なくないのです。本書では、その実例を示します。

財産を失うというのは、**市中の免疫療法クリニックによる被害**です。

実は、**それらクリニックの免疫療法で、治癒効果や延命効果が実証されたものは一つもありません。**

そこで行われている**「免疫細胞療法」「樹状《じゅじょう》細胞ワクチン」「ペプチドワクチン」「爪もみ療法」「丸山ワクチン」**など、**全部デタラメ**です。

それなのに患者・家族は、医者たちの甘言に乗せられ、数百万から数千万円を巻き上げられているのです。本書では、その解決策を探ります。

日本では行われていない「本当の免疫療法」

私は、免疫療法のすべてがウソやデタラメだと言うのではありません。海外で行われている免疫療法の中には、これまで不治とされてきたがんを治せるものがあります。それを「本当の免疫療法」と呼ぶことにしましょう。

おそらく読者には、**免疫療法は体にやさしいという感覚があるはず**です。人が気づかぬうちに免疫細胞ががんを退治してくれる。——グリム童話の「こびとのくつや」に出てくる、靴屋の主人が寝ている間に靴を作ってくれる小人のような役回りを免疫細胞に期待しているわけです。

そのためか、いわゆる「がんの三大療法」（手術、放射線、抗がん剤）を受けて消耗した再発・転移がんや末期がんの患者にも適した治療だ、と思い込まれているらしい。

しかし、**本当の免疫療法は、決して体にやさしくない**のです。**免疫細胞がヒトの体に激烈な攻撃を仕掛けることがあり、患者が亡くなることさえあります。**そこまでの危険を冒さないと、免疫療法でがんを退治することはできないのです。あまりに危険なため、日本では大学病院などでも行われず、海外のごく特殊な研究施設で行われています

（第五章、第六章）。

インフルエンザに解熱剤は厳禁

人々は、免疫の本分たる、感染症についても誤解しています。たとえば**インフルエンザで高熱が出て、関節が痛くなると、ウイルスのせい**だと思われるでしょう。しかし**発熱や関節痛は、免疫細胞が分泌するインターフェロンなどの「サイトカイン」によって引き起こされている**のです。

それゆえ解熱剤を飲むと、免疫細胞の働きを邪魔することになります。体はラクになりますが、免疫細胞は抑制されてしまうので、ウイルスが前以上に増殖する。結果、薬が切れると、増えたウイルスに対抗するため免疫細胞が一層働いて、前より高い熱が出るという悪循環に陥り、治るのが遅れるわけです。カゼがなかなか治らない人は、たいていカゼ薬を飲んでいるものです。**インフルエンザのような単なるカゼに、解熱剤は厳禁**なのです。

「免疫革命」は荒唐無稽

免疫学は精緻《せいち》な学問です。免疫システムの仕組みは驚異的で、それについて学ぶことは、私にとっても大いなる喜びです。これまで免疫の不思議を解明され、本当の免疫療法を築き上げてこられた研究者たちには頭が下がります。

ただ、専門家たちが一般向けに「がんと免疫」について語りだすと、途端に荒唐無稽《こうとうむけい》になってしまいます。最近では、『がんワクチン治療革命』という本が出版されたのが好例で、頷《うなず》ける点も多々あるのですが、がんワクチンによる「治療革命」と言ってしまうと、人々の誤解を誘うのです（理由は第七章）。

そこで、がん治療を本業とし、免疫療法とはかかわりない私が、がんと免疫について解説することにしました。がん以外の分野の最新知見をもバランスよく紹介し、世にはびこる無知や誤解を正したいというのが執筆動機です。

がんに対する免疫の意味や効果と、病原体に対するそれとはまったく違う。そこをとりわけはっきりさせたい。**病原体に対する免疫の効果が絶大だから、がんにも有効と考えてしまうことが、すべての誤解の始まり**です。

内容は、目次を見ていただければ分かると思います。

最後の第九章は、がんに関しては、「免疫力」という言葉や概念は使わないようにしよう、「体力」や「抵抗力」を大事にしようという提案です。この考え方が広まれば、免疫に振り回されることもなく、サギ療法の被害者も激減するはずです。

本書が読者に益することを願ってやみません。

本書を読まれる上での留意点

がんで切羽詰まっている患者・家族も読まれるはずなので、誤解を生まぬよう、留意点を挙げておきます。本書を教養のために読む場合には、この節を飛ばされても意味は通じます。

①がんは大きく、白血病や悪性リンパ腫《しゅ》などの「血液がん」と、胃がん、肺がん、乳がん、前立腺《ぜんりつせん》がんのように塊《かたまり》をつくる「固形がん」とに分かれます。全がんの九割を固形がんが占めています。

血液がんと、固形がんのうち睾丸腫瘍《こうがんしゅよう》と子宮絨毛《じゅうもう》がんは、抗がん剤で治る可能性があるので、本書の対象外です。

②免疫療法の対象となるのは、通常、他の臓器に転移している固形がんです。がんと診断されたときすでに転移がある患者や、手術や放射線治療のあとに転移してきた人たちです。

③免疫療法は、抗がん剤と同じく、全身療法に分類されます。抗がん剤は固形がんに使われていますが、実際には、治す力も延命効果もありません（拙著『抗がん剤は効かない』

文藝春秋刊、参照）。それで免疫療法に期待がかかるわけです。

ただ免疫療法の薬は、「抗腫瘍薬《こうしゅようやく》」とか、「広い意味での抗がん剤」と呼ばれることがあるので、殺細胞薬《さつさいぼうやく》である（狭い意味での）抗がん剤と区別してください。狭い意味での抗がん剤を使った治療は、本書では「抗がん剤治療」と呼びます（化学療法という呼び名もある）。

④免疫を表す用語には、「免疫系」「免疫システム」「免疫監視機構」などさまざまありますが、ほぼ同義です。これに対して「免疫細胞」は、免疫や免疫システムなどより狭い概念で、免疫システムの一部をなします。

⑤免疫細胞と一口にいっても、白血球、リンパ球、好酸球《こうさんきゅう》、好塩基《こうえんき》球、単球、マクロファージ、樹状細胞、NK細胞（ナチュラルキラー細胞）など、さまざまです。リンパ球はT細胞とB細胞に分かれ、さらに細分類があります。

これらの用語を無頓着《むとんちゃく》に使っていくと、おそらく読者は確実に、読み進める気が失《う》せるでしょう。そこで本書では、どの細胞の場合でも「免疫細胞」ということにとどめ、どうしても必要なときだけ、特定することにします。

⑥なお「免疫療法」は、ヒトの体に備わる免疫システムをがんの治療に利用しようとする方法の総称です。これに対し「免疫細胞療法」は、免疫細胞を体外に取り出して培養

し、それを体内に戻すがんの治療法を指しています。

二〇一三年四月

近藤《こんどう》　誠《まこと》

目次——免疫療法に近づくな

長生きするなら「免疫力」より「抵抗力」

まえがき

第一章　医者たちが知らない〈がんの自然退縮〉の実際

第三章　ずさんな〈臨床試験〉と〈データ操作〉

第四章　〈がん発生〉メカニズムと〈免疫〉システム

第五章　〈本当の免疫療法〉は命がけ

第六章　〈サイトカイン療法〉と〈免疫細胞療法〉に効果なし

免疫療法に近づくな

長生きするなら「免疫力」より「抵抗力」

第一章　医者たちが知らない〈がんの自然退縮〉の実際

医者にも知られていない現象

どんどん大きくなっていくはずの（がん）腫瘤《しゅりゅう》が自然に小さくなり、さらには消えることがあるのをご存知ですか。これを医学界では「自然退縮《しぜんたいしゅく》」（spontaneous regression）と呼びます。

がんを治療することを当然とする今日では、がんを放置して観察する機会がなく、自然退縮という現象は医者たちにも知られていません。しかし、自然退縮現象は確かに存在しています。私は「がん放置療法」を実践してきたこともあり、何人もの患者に自然退縮が起きるのをこの目で確かめてきました。

自然退縮の実例を知り、なぜ起きるかを考えると、がんや免疫への理解が深まると思い、この章を設けました。結論からいうと、自然退縮が免疫システムの働きによって生じているという証明はできません。

本章では、がんが自然退縮したという（過去の報告中の）実例と、私が経験した複数のケースを紹介し、がんが自然に縮小する原因を探ります。

そうする中で、がんが、痛みや苦しみなどの症状があって発見された場合と、健康で無症状なのに検査で発見された場合との違いにも気づかれるはずです。

最初に、悪性黒色腫《こくしょくしゅ》（メラノーマ）という悪性腫瘍《しゅよう》（がん）のケースを紹介します。メラノーマは第五章で述べるように、免疫細胞療法で治癒が期待できる唯一の「がん種」だからです。また、このケースが古い時代のそれであるのは、不治のがんにかかった患者と、その診療に当たる医者たちの振る舞い方が現代人の参考になるからです。

【ケース1――内臓転移のあるメラノーマ】

ある女性の太ももに生誕時からあったホクロが、妊娠後に大きくなりはじめ、メラノーマと診断されました。カナダ・トロント在住のハリス博士は一九四二年に、妊娠四ヵ月のこの患者（三三歳）を診察し、腫瘍を切除しました。

彼女は無事出産を終え、その三ヵ月後に再びハリス博士を訪れました。このとき、足の付け根の鼠径部《そけい》には黒色を呈した巨大な腫瘤（リンパ節転移と思われる）があり、肝臓にも大きな腫瘤が認められた。彼女は痩《や》せて疲弊しており、体内に転移病巣《びょうそう》が広がっていることは明らかで、残された日々は数えるほどだ、とハリス博士は書いています（要するに末期がん状態）。

三年後、ハリス博士は（その患者の）かかりつけ医から、彼女が生きているばかりでなく、自由に行動でき健康であることを聞いて、びっくり仰天しました。肝臓の（腫瘤の）サイズはとても小さくなり、鼠径部の腫瘤は（縮小して）ニワトリの卵大になっていたのです。かかりつけ医はハリス博士に、「運がよいことに、彼女はイカサマ療法を追い求めることはせず、がんの治癒を求めることもなかった」と語りました。

メラノーマは五年間にわたり、退縮したままでした。しかしその後、一九四七年になって、腫瘤は再び増大しはじめ、彼女は数ヵ月後に亡くなりました。

これら自然退縮ケースを（医学論文などから）集めて、それに関する本を出版したボイド博士は、もしも彼女が一九四六年の終わりに交通事故で亡くなっていたとしたら、自然退縮したケースとしてだけでなく、治癒したケースと扱われていただろうと語っています（Boyd W 著『The spontaneous regression of cancer』Charles C Thomas 刊、一九六六年）。

【ケース1の解説――妥当な治療は今日も同じ】

これが今日であれば、メラノーマの内臓転移に対しても（手術、抗がん剤などの）ありったけの治療が行われ、患者は副作用や合併症にさいなまれ、あげく再発して無念の死を迎えることになったはずです。

ところが一九四〇年代は、抗がん剤はまだ登場しておらず、放射線治療は緒についたばかりで、手術も簡単なものしかできなかった。それで（メラノーマに限らず）がんが内臓に転移していると、治癒は不可能とされ、このケースのように何も治療せず、患者は家に帰されました。

しかし彼女は「イカサマ療法を追い求めることはせず、がんの治癒を求めることもなかった」のです。彼女は三三歳という若さで、生まれたばかりの子もいたのに、治癒や延命を求めて右往左往することなく、従容《しょうよう》として死を迎える覚悟だったことが伝わってきます。

メラノーマのほとんどは皮膚から発生します。メラノーマは、メラニンという色素に富むため黒色を呈し、この名がつきました。メラニン色素は、紫外線によって細胞のDNA（遺伝子）が傷つくのを防ぎ、ひいて皮膚がんの発生を少なくします。

黒人の皮膚が黒いのは、メラニン色素が多いためで、彼らは日の光をたくさん浴びても、メラノーマその他の皮膚がんになりにくいという特徴があります。これに対し、白人の皮膚はメラニン色素が少ないので、白色を呈し、日光をよく浴びる生活習慣だと、皮膚がんになりやすい。黄色人種は、メラニン色素量が白人と黒人の中間です。

それがメラノーマの発生頻度に影響します。日本での発生数は年間二〇〇〇人前後ですが、米国では年間三万〜三万五〇〇〇人。人口の違いを考慮しても、発生率は米国の方が数倍多いのです（Jpn J Cancer Chemother 2006;33:1380）。

メラノーマの治療法は、初発病巣の切除です。しかし本ケースのように、術後にリンパ節や肝臓・肺（などの内臓）に転移が出現することが多々あります。これらでは（微小な）転移病巣が、初発病巣に気づくずっと前から存在していたと考えられます。

転移する力があるメラノーマは、増大速度が速く、タチが悪いことで有名です。リンパ節への転移だけであれば、リンパ節を切除することによって治る人もいます。しかし、内臓に転移していた場合には、新たな転移が次々と現れてくるので、手術法が発達した今日でも治癒不能です。本ケースで転移を放置し、成り行きに任せたのは妥当です。

前述のように現在は、リンパ節や臓器に転移したメラノーマでは抗がん剤治療が行われます。しかし、抗がん剤でメラノーマが治ることはなく、延命効果もありません。

他方、抗がん剤は細胞毒であるため、多種多様な副作用があります。そのため患者の生活の質（ＱＯＬ）は低下し、毒性で亡くなることも少なくない。抗がん剤治療はある意味「絶望的な努力」なのです。それでも抗がん剤治療が行われるのは、①患者・家族が抗がん剤になんらかの意味があると誤解していること、②抗がん剤に医者自身の生活がかかっていることが最大の理由です。

末期がんの自然退縮は極めて希

注意すべきは、「退縮」といっても、必ずしも「消失」を意味しないことです。報告例の中には、腫瘍が縮小しただけのケースが多々含まれています。ケース1も、リンパ節転移は小さくなったものの、ニワトリの卵大の腫瘤が残りました。

また「退縮」は永遠性も意味しません。本ケースのように、しばらくしてから再増大するものも「退縮」例に含まれ、報告例の多くが、数ヵ月後、あるいは数年後に再増大しています。

それら縮小しただけの場合や、縮小後に再増大した場合でも、患者にとっては意味があります。なぜならば、がんは増大することによって人の命を奪うので、がんが退縮している期間の長さだけ、患者は延命できたはずだからです。

これは抗がん剤で「縮小」や「消失」が見られた場合と異なります。抗がん剤には毒性による「縮命効果」があるからです。つまり、がん縮小による「延命効果」は毒性による「縮命効果」に打ち消され、がんが消えても（患者の）寿命が尽きることがよくあるのです。これに対し自然退縮は「縮命効果」を伴わないので、退縮していた期間分だけ延命できるわけです。

とはいえ、自然退縮は極めて希《まれ》です。あらゆる「がん種」の「自然退縮」ケースを集めた報告によると、二〇世紀前半時代、がんが自然に退縮する頻度は一〇万件につき一件程度だったといいます（JAMA 1953;152:986）。

この時代は、がんの診断法が未発達だったので、患者が苦痛などの症状を自覚して初めて医者にかかり（がんを）見つけることができました。これら自覚症状をきっかけとして発見されるがんを、「症状発見がん」と称することにします。

現代の症状発見がんと、当時のそれとでは、意味が異なる可能性があります。

というのも当時の人々は、現代のように気軽に医者や病院を訪ねたわけではなく、相当の苦痛が生じないと受診しなかったからです。したがって発見されたがんは通常、切除不能であるか、転移しており、治癒不能とされました。——そのような超進行がんでも、一〇万件に一件程度の割合で自然退縮が生じるのです。

これらの症状発見がんにしても、当時はＣＴ（コンピュータ断層撮影）などの検査法がなかったので、診断確定目的での（開腹や開胸）手術が行われたケースが多いことにも注意が必要です。がん腫瘤の一部を（組織診断のために）切り取る「生検《せいけん》」もよく行われました。「自然退縮」例の中には、このような手術や生検（これらは「非自然的」

処置である）を受けたケースが多々含まれているのです（ケース1も生検を受けている）。

自然退縮はほぼすべての「がん種」で観察されていますが、生じやすいがん種と、生じにくいがん種があります。二〇世紀前半に報告された一六七件の自然退縮ケースでは、上位を次の四つのがん種が占めています（数字は発生件数。Acta Oncol 1990;29:545）

●腎《じん》がん……31
●神経《しんけい》芽《が》細胞腫《さいぼうしゅ》……29
●子宮絨毛《じゅうもう》がん……19
●悪性黒色腫（メラノーマ）……19

これら四つのがん種は、がん総数の八パーセント程度を占めるだけなのに、全自然退縮ケースでは五割以上を占めています。これに対し、発生数が多い胃がん、肺がん、乳がんなどでは、自然退縮は極めて珍しいのです。

たとえば肺がんを見ると、米国では一九五〇年からの二五年間に（肺がんで）二五万人が亡くなっていますが、その間に報告された自然退縮ケースは一例だけでした（Natl Cancer Inst Monogr 1976;44:31）。

また胃がんも、自然退縮がたいへん珍しい。全世界で毎年何十万人もが胃がんで亡くなっているのに、二〇〇〇年までに（英文論文として）報告されたのは、たった一九ケースです（Clin Oncol 2000;12:335）。そのうちの一つを次に紹介しましょう。

【ケース2——胃がんからの転移病巣が消失】

一九六八年のある日、米国ボストンの病院の手術室で、若き外科医ローゼンバーグは、患者のお腹《なか》を開けて愕然《がくぜん》としました。肝臓に存在するはずの（胃がん）転移病巣が見当たらなかったからです。

最初に胃がんが発見されたのは（一二年前の）一九五六年のことでした。当時五一歳のその男性は、体重減少や上腹部痛があり、同病院に入院しました。レントゲン検査で胃の腫瘍を疑われて手術となり、開腹すると、胃の出口（幽門《ゆうもん》）に握りこぶし大の腫瘍と、肝臓に一センチから四センチまでの腫瘤が三つありました。

外科医は、胃がんからの肝臓転移と判断して、胃の手術だけを実施。胃がん病巣を含めて胃の六〇パーセントを切除し、残った胃袋に小腸をつなぎ、食べたものが流れるようにしたのです。肝臓腫瘤の一つから組織が採取され、病理検査（顕微鏡検査）で胃がんの転移病巣と確認されました。

術後一〇日目になって患者に、左上腹部の強い痛み、発熱、白血球数の上昇が認められた。原因を調べるため開腹してみると、膿《うみ》が腹部全体に広がっており、その排出のための処置を施行（細菌培養で「連鎖球菌《れんさきゅうきん》」を検出）。術後、患者は順調に回復しました。

それから三年後の一九五九年、患者の左頸部《ひだりけいぶ》、鎖骨の上の少し窪《くぼ》んだ場所に、一・五センチ大の硬い腫瘤が生じました。この場所は胃がんからのリンパ節転移がよく生じる部位で、リンパ節が硬いのはがん病巣の特徴です。それらの所見から、胃がんのリンパ節転移と診断。しかし、積極的に治療しても寿命が延びることはないので、組織検査のための生検は行われなかった。それから二年後、患者を診察すると、頸部の腫瘤は消えていました（これも一種の自然退縮です）。

そして、最初の手術から一二年後の一九六八年に（胆石のため）胆嚢《たんのう》摘出術を行うことになり、ローゼンバーグが手術に臨んだわけです。肝臓を含め、腹腔《ふくくう》内をくまなく調べたのですが、転移の徴候はどこにも認められなかったといいます。

胆嚢摘出術の後、患者は順調に回復しました。数ヵ月後の診察時にも、患者は元気でした（その後については記載なし。Cancer 1972;29:472）。

【ケース2の解説――内臓転移のある固形がんは一般に治癒不能】

胃がんは、かつて日本のがん死因の一位でしたが、長期にわたって減少傾向にあり、今では死因第一位の座を肺がんに譲っています。欧米でも昔は、胃がんがん死因のトップだったのですが、日本より一足早く減ってしまいました。本事例は、米国でも胃がんが多かった時代の話です。

一般に胃がんのような固形がんで、内臓に転移があると、治癒不能です。肝転移がある固形がんは、二〜三年で亡くなるのが普通です。ただ今日では、大腸がんからの肝転移でラジオ波による焼灼《しょうしゃく》術や転移切除術が行われることがあり、それらの一部が治ります。が、それはあくまで例外で、胃がん、肺がん、乳がんなどからの肝転移はまず治りません（大腸がんが他の固形がんと異なる理由は不明）。

自然退縮の原因は免疫なのか

では、がんが自然退縮する原因はなんなのか。これまで、手術、炎症（感染症）、ホルモン、精神的活動（瞑想《めいそう》）、免疫などが挙げられてきました。が、前述のように、「自然退縮」ケースの多くで手術や生検が先行しているので、手術を原因として挙げるのは、何も説明していないに等しいことになります。

これに対し免疫は、多くの自然退縮ケースに共通する原因かもしれないと思わせるような匂いがします。また一九世紀の終わりから二〇世紀にかけて、免疫学の重要発見が続いたことも、自然退縮の原因として挙げられた理由でしょう。免疫が細菌やウイルスをやっつけることから、がん細胞もやっつけられるのではとの連想が基礎にあります。

実際のケースを見ても、免疫が関与していることを思わせる所見が見られます。たとえばケース2では、切除した組織の顕微鏡検査で、胃がん病巣の周辺にリンパ球をはじめとする免疫細胞が集まっている所見が認められました。――とすると、肝転移病巣が退縮した原因は免疫にあるのではないか。若きローゼンバーグはそのように考えて、米国国立がん研究所に移籍し、がん免疫療法の研究に打ち込みました(第五章)。

ただし、免疫が自然退縮の原因と考えると、説明しにくいことが出てきます。

というのは第一に、がんがその大きさになるまで免疫システムが防止できなかった(有効でなかった)のに、何ゆえがんを退縮させたのか、そのきっかけを説明する必要があるからです。

第二に、それと関連しますが本件で、手術したことや細菌に感染したことにきっかけを求めようとすると、実際には、手術や感染の後に（頸部に）新たな転移病巣が生じているので、辻褄《つじつま》が合わないことになります。さらにいえば、その頸部転移病巣は自然退縮しましたが、その際、免疫システムを働かせ始めるきっかけとなりそうな出来事が見当たらないのです。

第三に、この頸部転移病巣は一・五センチという大きさなので、一〇億個を超えるがん細胞が詰まっているはずです。そして転移した一個のがん細胞がそこまで増えるには、何年もの期間がかかっている。それなのに、①なぜ、がん細胞がそこまで増えてから免疫システムが働き始めたのか、②なぜ免疫システムは、がん細胞がずっと少数のときに働かなかったのか、などの疑問が生じるのです。——これらが、免疫をがん自然退縮の原因と考える上での障害になります。

自然退縮と免疫との関係を考える上では、以下の事例も参考になるでしょう。

【ケース3——神経芽細胞腫の皮膚転移が消失】

生後数ヵ月の乳児が（体内に）神経芽細胞腫を発症し、皮膚に複数の転移があった。治る望みがないと判断され、治療は行われなかった。ところが皮膚転移は消失し、患児は五年後に健康な状態にあった（前掲『The spontaneous regression of cancer』）。

【ケース3の解説――乳児検診も廃止に】

前述したように神経芽細胞腫は、自然退縮がよく見られる四つのがん種の一つです。ただ他の三つ（悪性黒色腫、腎がん、子宮絨毛がん）と異なり、子どもに多いという特徴があります。

神経芽細胞腫は極めてタチが悪く、手術で取りきれなかった場合、残存腫瘍の増大によるか、ほぼ必ず出現する転移病巣によって命を奪われます。本ケースもその意味で末期がん状態でした。ところが初発病巣だけでなく、複数あった転移病巣までもが徐々に縮小し、消失したのです。

実はタチが悪いというのは、一歳以上の幼児に出現した神経芽細胞腫の場合です。本ケースのように一歳未満の乳児に発見されるものは、皮膚転移や肝転移があっても、しばしば自然退縮して、治ってしまう（つまり再増大しない）ことが知られています。しかもそれらでは、退縮の原因（きっかけ）となるような出来事が見つからないのです。それどころか、自然退縮することが必然であるかのような（神経芽細胞腫の）一群があります。乳児検診によって発見される神経芽細胞腫がそれです。

神経芽細胞腫はある特殊な物質を分泌しており、それが尿中に排泄《はいせつ》されます。そのため尿を採って調べれば、神経芽細胞腫が体内にありそうか見当がつく。他方で、腹部が腫《は》れるといった症状が出て（親が気づいた場合の）神経芽細胞腫は、前述のようにタチが悪い。――早期に発見し、早期に治療すれば、治療成績が上がるのではないかと考えるのが素直でしょう。

それで、尿検査（乳児検診）が一九七三年に京都市で始まり、一九八四年には全国的な制度になりました。結果、数多くの神経芽細胞腫が見つかり、患児は手術や抗がん剤治療を受けて治りました。――乳児検診は大成功のように見えたのですが、不思議なことに、日本における神経芽細胞腫の死亡数は減らなかったのです。

それで疑問を抱いた日本の（一部の）研究者らが、乳児検診で発見された神経芽細胞腫を（親の同意を得て）放置してみたら、短期間で消えてしまうことが判明。――結局乳児検診は、放っておいても命取りにならない（自然退縮してしまう）腫瘍を見つけ出して治療して、治ったと言っているだけだったのです。

当然のように日本の乳児検診は、国内からも欧米からも非難されました。がんの早期発見・早期治療という考え方がどんなに素直に見えても、あらかじめ比較試験をして（神経芽細胞腫による）死亡が減ることを確かめるべきだったと。

そして二〇〇三年に、国はついに乳児検診の廃止を決めました。それまでに検診で発見され治療された乳児は三〇〇〇人。手術、抗がん剤、放射線治療が行われ、治療死した子も少なくなく、生き残った子らにも後遺症が残り、将来（抗がん剤や放射線の影響で）別のがんが発症する可能性をかかえて生きていくわけです。

根拠のない「がん早期発見・早期治療」神話は、このように明白な害悪をもたらしたのです。この点、成人に行われている種々のがん検診も比較試験が行われていないか、行われていても寿命延長効果が見られないことに注意が必要です（詳しくは、拙著『あなたの癌《がん》は、がんもどき』梧桐書院刊）。

そうしてみると神経芽細胞腫には、大きく分けて二つのタイプがあることになります。

一つは、一歳以上の幼児に見られるもので、お腹が腫れるなどの症状に親が気づいて発見される「症状発見がん」。このタイプは治療しても、治らない傾向があります。ただし場合によっては、本ケースのように自然退縮が期待できます。

もう一つは、一歳未満の乳児に見られる、親にも気づかれないまま腫瘍が体内で育ち、自然に退縮していくタイプ。乳児検診によって発見されるので、「検査発見がん」と呼ぶことができます。

このように乳児の神経芽細胞腫は、自然退縮することが半ば約束されているように見えます。しかも初発病巣だけでなく、転移病巣まで足並みをそろえて退縮する。そうなる原因は免疫の働きなのでしょうか。

この点免疫は、本来、細菌やウイルス（などの病原体）から宿主を防衛するためのシステムです。しかし肝腎《かんじん》の細菌やウイルスに対しても、防御効果は不確実・不完全だし、感染が拡大して人を苦しめたり死なせたりすることがよく起きます。

これに対して、がんに対する防御は、免疫の本来的役割とはいえないのです。それなのに、自然退縮が約束されている乳児の神経芽細胞腫の場合に、免疫が原因だといえるのでしょうか。――とてもそうとは思えず、自然退縮の原因として、別のメカニズム（機序）を考える必要があります。

思うに神経芽細胞腫の自然退縮には、オタマジャクシがカエルになる現象が参考になります。オタマジャクシは時期がくると尾が自然に消え、カエルになっていくわけですが、これは尾の各細胞が一定時期にすべて消滅することが、遺伝的に決められているからです。それと同じく、乳児の神経芽細胞腫の各細胞も、一定時期がくると死滅するよう遺伝的に決められているのではないか（後述、115頁《ページ》）。自然退縮の場合に、必ずしも免疫を想定する必要はないのです。

がん放置で知りえた自然退縮例

　これまで主として「症状発見がん」の自然退縮について述べてきました。その頻度は前述のように一〇万件に一件程度と、ものすごく希な出来事でした。

　しかし今日では、レントゲン撮影、内視鏡、超音波検査（エコー）、CT（コンピュータ断層撮影）、MRI（磁気共鳴画像法）、PET（ポジトロン断層撮影）などで体内部を詳しく調べることができます。

　そのため、何も症状がない健康な人たちに発見される「検査発見がん」が増えていきます。そのほとんどは、昔なら見つからなかったような小さながんです。また、検査発見がんのほとんどは転移していません。このような検査発見がんが自然退縮する頻度も、症状発見がんのそれと同程度なのでしょうか。

　それを調べることは、一般的には困難です。現代では、がんは発見され次第治療されてしまうので、自然の成り行きに任せた場合のことが分からないからです。おそらくがん治療の専門家たちでも、自然退縮したケースを知らないはずです。

　この点私には（いろいろな経緯があって）がんを放置している大勢の（固形がん）患

者を診る機会がありました。そして、がんによる自覚症状がなく、自身が健康と感じられ、がんによって生活の質が落ちていない場合には、がんを治療しないでそのままにしておくことが理論的にも結果的にも妥当だと確信したので、二〇一二年に『がん放置療法のすすめ――患者150人の証言』（文春新書）を上梓《じょうし》しました。それら一五〇人の多くは検査発見がんです。

その中に、がんが退縮した人が何人もいます。たとえば胃がんでは、直径五〇ミリの早期胃がんを放置したところ、内視鏡検査でがん細胞が発見できなくなり、初診から八年経過しても、がん細胞が発見できないままの人。

別の人は、直径一八ミリの進行胃がんを放置して、半年後のレントゲン検査では、がん病巣が縮小。この方はそれ以上（定期）検査を受けたくないというので、病巣の様子は不明ですが、初診から五年たっても健在です。

これらお二方の経過は『がん放置療法のすすめ』で詳しく説明しましたが、それ以外にも、早期胃がんと診断された後、内視鏡検査でがん細胞が見つからなくなった人がおり、計三名で胃がんが退縮したことになります。

そのほかにも乳がん、前立腺《ぜんりつせん》がん、子宮がんなどで退縮した患者がいて、退縮したケースの総数は一〇例を下りません。放置した患者総数が一五〇人ちょっとですから、検査発見がんが退縮する頻度は（前述した）症状発見がんのそれより格段に高いことになります。

遺伝的に定められた運命か

前述のように症状発見がんでは、胃がんの退縮を認めたのは、全世界の報告を集めても一九例でした。これに対して私の経験では、胃がん放置患者の総計が三〇人に充《み》たないのに、そのうち三人で退縮を認めた。――症状発見がんと検査発見がんとでは、がんの性質が異なるのでしょう。

検査発見がんの中には、消失が半ば運命づけられているような「がん種」もあります。子宮頸部の上皮内《じょうひない》がん（ゼロ期のがん）がそれです。ある報告では、五〜一四年間がんを放置・観察した一四四人の患者のうち、八八人（六一パーセント）で病変（がん細胞）が消失したといいます（Natl Cancer Inst Monogr 1976;44:15)。疫学的な調査では、最終的には九九パーセントが消失すると推定されています（J Natl Cancer Inst 1993;85:1050)。

このように症状発見がんと検査発見がんでは、がんの性質が大きく異なります。前者には他の臓器に転移している「本物のがん」が多く含まれ、後者は臓器転移がない「がんもどき」がほとんどだからです（前掲『あなたの癌は、がんもどき』参照）。

この「本物のがん」と「がんもどき」の性質の違いが、自然退縮という現象にも反映し、検査発見がんの自然退縮頻度が格段に高くなるのだと思われます。乳がんではどうでしょうか。

私は乳がんの乳房温存療法を唱導してきたこともあり、がんの放置を希望する人も多く集まり、実際に乳がんを放置した患者も七〇人以上になります。その中には、がんが退縮する患者が何人もおり、消失した人も数人いました。他方で、がん病巣が一度縮小したのに、しばらくして増大し、そのうちまた縮小した人もいました。——こうした現象は果たして免疫と関連づけられるものなのでしょうか。

この点、がんもどき細胞の性質は正常組織の細胞に近いという特徴があります（それゆえ転移しないし、転移できない）。他方、免疫細胞は原則として正常細胞に攻撃をしかけません。正常細胞を構成する物質（主としてタンパク）が、免疫細胞には「自己」と認識されてしまい、「異物」と認識されないからです。そして、がんもどき細胞も（正常細胞に性質が近いゆえに）免疫細胞に「異物」と認識されにくいのだと考えられます。

それゆえ、がんもどき細胞が死滅するのは、免疫によるのではなく、（乳児の神経芽細胞腫のように）遺伝的に定められた運命に従っているのではないか。——これが、多数のがんもどき患者を診てきた私が達した結論です。なおここでいう「遺伝的に定められた運命」とは、親から遺伝した性質という意味ではなく、各細胞内の「遺伝子セット」によって定まる運命という意味です。

ただ中には、免疫システムが働いて退縮したのかな、と感じられる検査発見がんもあります。私が診てきたその一例を紹介しましょう。経過が若干複雑です。

【ケース4——転移病巣も縮小したスキルス胃がん】

一九九三年一〇月、当時七三歳のKさんは老人健診で、早期胃がん（と思われる）病変を発見され、私の外来にやって来ました。奥様が乳がんで、私が（乳房温存療法で）治療したことがご縁です。

Kさんは、手術は受けたくないという希望があり、内視鏡で（胃袋を残して）病変を切除できるかもしれないと、検査をやり直しました。結果、がん細胞が胃壁の深いところまで浸潤《しんじゅん》（侵入）している可能性があり、内視鏡で切除しようとすると胃に穴があく危険性がある。内視鏡の担当医は、胃切除術をした方がよいと勧告。

Kさんは「それなら治療を受けない」「しばらく様子を見たい」とおっしゃり、定期的に様子を見ていくことに。

四ヵ月ほどたった一九九四年二月、内視鏡検査で「がんの範囲は不変」という診断を得ました。しかしこの頃から、下痢と便秘を繰り返すようになり、薬で下痢は止まりましたが、だんだん痩せてきて、お腹を触ると硬くなっている。

近所の胃腸外科病院で検査を受けたら、胃の病巣は大きく育って、「ボルマン4型」の胃がんになっていました。これは「スキルス胃がん」とも呼ばれ、腹膜に広がりやすい性質があります（一九八〇年代後半から九〇年代にかけて大人気だった、テレビ司会者の逸見政孝《いつみまさたか》さんがかかったのがこのタイプ）。

諸検査を総合すると、腹膜にがん細胞が広がって増殖し、腸の外側から（あちこちで）腸管を絞り込むようにしており、「腹膜播種《はしゅ》」もしくは「がん性腹膜炎」と呼ばれる状態になっていたのです。絞り込みが最も顕著だったのは、骨盤内に位置する大腸部分です。そのためでしょう、肛門《こうもん》の周囲に痛みがあり、尿意・便意が頻繁《ひんぱん》にあって辛《つら》そうでした。

こういう場合でも外科医は、お腹を開けて胃袋を摘出しようとするのが普通です。実際、Kさんもそう勧められました。しかし、手術した場合の五年生存率はゼロで、逸見さんのように命を縮めてしまう結果になるのは確実です（前掲『がん放置療法のすすめ』参照）。

抗がん剤も、前述のように毒性や寿命短縮効果があるので、使わない方がいいのです。Kさんも、それらについては理解していて、胃腸外科病院では、手術も抗がん剤も断っていました。

Kさんは私を訪ねてこられ、会うと辛そうで、何かしらの対処が必要でした。そこで私は、症状の一番の源となっている骨盤部に放射線治療をすることにしました。

腹部全体に広がっている腹膜転移の一部しか照射しないことになりますし、胃の初発病巣も照射しません。腹部全体を照射しようとすると、放射線の副作用が強く出て、通常、体力的に耐え切れないのです。また仮に腹部全部を照射できたとしても、線量を上げられないので、転移病巣を治すことはできない。こういう場合、治すことが目的ではなく、症状を緩和できれば上等だと考えるのです。

具体的には、リナックという放射線治療装置で（大腸、小腸、膀胱《ぼうこう》を含む）骨盤部全体に、一日一回、二グレイという線量を照射しました。照射は週五回、一週間で計一〇グレイが照射されます。問題は、総回数（つまり総線量）をどうするか、でした。

がんの放射線治療では、一般的に、がんをやっつける確率を高くするには、総線量が多い方がいい、と考えられています。ただし総線量が多くなると、副作用や後遺症が発症する率も高まるので、総線量を一定程度に抑えざるをえない。それでも骨盤部には、五週間で、総線量五〇グレイまで照射することが可能です。

しかし私は、Kさんの辛い症状が取れればいいと考えました。そこで一応の目標を一五回（総線量三〇グレイ）に置き、一九九四年一二月に放射線治療を始めました。すると放射線治療途中で、種々の症状が軽くなってきたので、総線量が三〇グレイになったところで放射線治療を中止することにしました。

特筆すべきは、放射線治療中の診察で、左鎖骨の上にある窪みに、硬いリンパ節を触知したことです。ケース2の胃がん患者に見られたリンパ節転移と同じ部位に生じており、Kさんのも胃がんからのリンパ節転移と判断できます。ここに転移があるということは、がん細胞が全身を回っている証拠です。

驚いたのは、放射線治療が終わってからの変化でした。症状が強かったときに四一キロまで落ちた体重が徐々に増え、六〇キロ近くにまで戻り、便通もほぼ正常化し、一九九七年一月のCTでは、骨盤部を含め腹部のどこにも異常所見を認めなくなったのです（放射線治療開始前のCTでは、腹膜転移所見が認められていた）。

また、首のリンパ節転移も、いつの間にか縮小し、触知できなくなりました。胃の初発病巣も、一九九七年七月の内視鏡検査では「明らかな胃がんの所見は認められません」という報告でした。
しかし喜んだのも束《つか》の間《ま》、一九九九年一〇月の内視鏡検査で、また胃袋の同じところにがん病巣が見つかりました。がんの再増殖と考えられます。これに対する治療は行いませんでしたが、その後も格別の症状は訴えず、最後に診察したのは二〇〇一年四月です。その後、同年一〇月にご家族に電話して、体調に特に問題がないことを確認しました。ただ、ボケの症状が出たとかで、施設に入所されており、その後の連絡は控えています。

【ケース4の解説――古くから知られている現象】

このケースで特徴的なのは、体中に散らばるがん病巣の一部に放射線をかけたら、すべての病巣がいったんは縮小して消失した（診察・検査で分からなくなった）ことです。定義上、「退縮」に相当します。
本例は検査発見がんですが、もし老人健診を受けていなければ、その数ヵ月後に症状が出現したので、症状発見がんに分類されます。そして前述のように、胃がんの症状発見がんでは、全世界で報告された退縮ケースはわずか一九例。私は二〇例目に当たったたということでしょうか。

実は放射線治療の世界では、古くから同じような現象が知られており、「アブスコパル効果」と呼ばれています。語源はギリシャ語の「アブ」（外）と、「スコパル」（標的）にあり、「標的の外における効果」という意味です（以下、「標的外効果」）。

報告されるのは、いずれも転移があるケースで、初発病巣に放射線を照射したら（照射していない）転移病巣まで縮小したとか、逆に、転移病巣に照射した後に初発病巣まで縮小したというようなケースです。

標的外効果が見られた固形がんとしては、肝がん、食道がん、メラノーマなどがあります。が、胃がんについては見当たらないようです。ひょっとすると、このケース４は胃がんでは世界で初めてなのかもしれません。

しかし、本ケースが仮に世界初だとしても、胃がんで標的外効果が生じにくいという結論にはならないと思います。というのは世界のどの国でも、胃がんが発見されると、胃袋の切除手術が行われてしまうからです。本ケースのように、胃袋が残ったままの胃がん患者というのは、世界的にも相当珍しいのです。ところが、その珍しい胃がん患者に放射線を照射してみると、標的外効果が見られた。――これは偶然というよりも、胃袋が全部残っている患者では、標的外効果が生じやすい証拠になるといえるでしょう。

では、標的外効果が生じるメカニズム（機序）は何か。固形がんでは二つの可能性があります。一つは免疫の働きです。がん病巣に放射線を照射したことにより、免疫システムが何らかの刺激を受けて、照射範囲外にあるがん細胞を排除するよう働き始めたという可能性です。

第二には、放射線の影響でがん細胞や正常細胞から何らかの「活性物質」（サイトカイン）が放出され、それが血流に乗って他部位へ行き、がん細胞を死滅させる可能性です。実際、標的外効果が生じたケースで、血中に「腫瘍壊死《えし》因子α」（TNFα）と呼ばれるサイトカインが増えていたという報告があります（Gut 1998;43:575）。

真に働いているメカニズムを（この二つの可能性のうちから）どちらか一つに絞ることは困難です。ただ医学界では、免疫説が徐々に力を得てきており、総合医学雑誌として最も評価が高い「ニューイングランド・ジャーナル・オブ・メディスン」誌が二〇一二年に、標的外効果を示したメラノーマ・ケースと免疫との関係を七頁にもわたって報じていたので、この流れは決定的になるでしょう（N Engl J Med 2012;366:925）。

ただし私は、その論文には欠陥があると申し上げたい。論文では、脊椎の横に生じた転移病巣に放射線を照射したら、病巣が縮小し、増大しなかったと記していますが、掲げられた図（1E）を見ると、CT上、転移病巣が再増大しているのです（N Engl J

Med 2012;366:925で検索すると、PDFがヒットする)。

このような、誤った画像評価にもとづいて作成された論文を信用しろと言われても、若干無理があります。——後述するように、がんの免疫療法を報じる論文には、このような画像評価の誤りがしばしば見受けられ、それが免疫療法に関する誤解を増幅しています。世界最高峰の医学雑誌に載った論文でも誤りがありうることを指摘し、注意を喚起する次第です。

第二章　患者に知らされない〈丸山ワクチン〉の危険性

免疫療法ブームの発端として

欧米とは異なり、日本ではがん免疫療法が大流行です。そうなった原因の一つは丸山ワクチンにあるでしょう。患者・家族に丸山ワクチンがあがめられ、マスコミで大々的に報じられたことが、大衆の免疫療法への期待をかきたてました。

しかし丸山ワクチンは、がん免疫療法剤としての（政府の）承認を受けられないままでいます。――このような評価の違いは何に由来するのでしょうか。

従来、がん治療の専門家たちは、はなから信じないという態度をとり、無視を決め込むだけで、丸山ワクチンについてきちんと向き合い、分析してこなかったように思います。

検討した結果を先に述べると、丸山ワクチンに抗がん効果は見出しがたい。丸山ワクチンが効くというのは、開発者・丸山《まるやま》千里《ちさと》の誤解や無知にもとづいていると評価できます。

それどころか、丸山ワクチンを打っている人は大きな危険にさらされています。丸山ワクチンの濃厚液を打った場合、生存率を（上げるのではなく）押し下げることが比較試験で判明しているのです。しかし患者らはそれを知らされずにいる。――本章を設けるゆえんです。

なぜ免疫療法が期待されたのか

最初に、がん免疫療法が期待されてきた理由を整理しておきましょう。

がん免疫療法が期待された最大の理由は、なんといっても細菌、ウイルス、毒物などの「異物」ないし「外敵」に対して免疫が大きな力を発揮してきたことにあるでしょう。もし免疫システムがなかったら、ヒトのような脊椎動物は今日その姿を見なかったはずです。

他方で、がんは「異物」と受け取られてきました。――がんは突然発症し、あちこちに転移して、やがて宿主を滅ぼします。身内であればそんなヒドイことをするはずがない、これはエイリアンのような異分子である、という印象を与えたのでしょう。実際、私が医者になった頃は、がんは周りに移るらしいと恐れる人たちがいました。

医学用語で、がんを「悪性新生物」と呼んでいたのも、異物イメージに輪をかけたと思われます。がんについて知識が乏しい時代には、新生物イコール異物、と観念しやすかったのです。

免疫療法が期待された別の理由は、ウイルスなどに対するワクチンが成功したことにあります。たとえば天然痘《てんねんとう》は、顔や体にひどいアバタを残すだけでなく、致死率が四〇パーセントにも達するウイルス性疾患です。感染力がとても強く、コロンブスの新大陸発見後、先住民を駆逐する目的で、天然痘患者が使っていた毛布をプレゼントしたという話も残っています。

英国のエドワード・ジェンナーは、（天然痘類似の）牛痘《ぎゅうとう》にかかった人は、その後天然痘にかかっても症状が軽いことに想を得て、一七九八年に天然痘ワクチン（種痘《しゅとう》）を開発しました。このワクチンは大成功し、種痘実施国では天然痘がなくなりました。

そして近年、ＷＨＯ（世界保健機関）が中心となって、インドやアフリカなど、全世界に種痘を普及させた結果、一九八〇年に天然痘根絶宣言が出されました。地球上から天然痘ウイルスがいなくなったのです。ただ例外として、米国とロシアに天然痘ウイルス株が保管されています。そのため、そのウイルス株が強奪されてバラ撒《ま》かれる「細菌テロ」の恐怖に全世界が怯《おび》えることになったのは皮肉です。

天然痘ワクチンが成功したことから、いろいろな病原体に対するワクチンが開発されてきました。中で最も意義深いのは、小児麻痺《しょうにまひ》（ポリオ）に対するワクチンでしょう。これに対しインフルエンザ・ワクチンは、打ったその年にもインフルエンザにかかることが多く、効力は極めて低い。

インフルエンザ・ワクチンが効かない理由の一つは、インフルエンザ・ウイルスが変異しやすいからです。免疫システムの主役であるリンパ球は、一個一個に個性があり、それぞれが特定のウイルスに対応しています。

つまり、Aというウイルスをやっつけることができるリンパ球は、それが少し変異したA′ウイルスには無力なのです。それで毎年、新たなワクチンを打って、変異ウイルスに対応したリンパ球を増やしておかねばならなくなる。他方でインフルエンザ・ワクチンは、打った途端にショックを起こして死亡するなど、害作用が大きいので、接種を受けないほうがベターといえる代物です。

これに対し、天然痘ウイルスは安定的で、変異が極めて少ない。そのため変異ウイルスを心配する必要がなく、一生に一度打てばすむわけです。――このように感染症に対するワクチンでも、効力にピンからキリまであることに注意が必要です。

丸山ワクチン開発の出発点

丸山ワクチンの開発者である皮膚科医・丸山千里も、ワクチンに期待した一人です。彼は一九四四年から皮膚結核の治療用ワクチン開発に取り組んでいました。この頃、結核用の抗菌薬はまだなく、ワクチンに期待するしかなかったのです（なお以下で「丸山によれば」と表記する場合は、丸山千里著『丸山ワクチン　ガンを追いつめる』ＫＫベストセラーズ、一九九四年刊に依拠しています）。

結核治療用ワクチンとしては、ヒト型結核菌から作られたツベルクリンが一八九〇年に開発されています。しかしツベルクリンは、発熱や喀血《かっけつ》などの副作用が強く、失敗でした（現在ツベルクリンは、結核の診断目的で使われている）。

丸山は、ツベルクリンの液中には有害な成分が含まれており、それが発熱や喀血を引き起こす。それゆえ有害な成分を取り除けば、あとに有効な成分が残されるはずだと考えました。そして、タンパクなどの有害成分を取り除いたワクチンを作製したのです（ワクチンの主成分はリポ多糖。前掲書によれば、丸山ワクチンとの名称は丸山がつけたのではなく、自然発生的であったと）。

丸山によれば、そのワクチンを皮膚結核の患者に使ったところ、抜群の効果を得たといいます。次いで彼はハンセン氏病（ライ病）にワクチンを用い、これも成功を収めました。

結核菌とライ菌は、菌体が似ており、いわば兄弟のような関係にあります。とすれば、牛痘ワクチンが天然痘に有効だったように、結核菌の抽出物がハンセン氏病に効くことはありえるでしょう（もっとも現在では、結核にもハンセン氏病にも抗菌薬が用いられ、丸山ワクチンが使われることはない）。

丸山は次に、がんで死亡する結核患者が少ないことに気づきました。――結核菌が体内にいると、がんにかかりにくくなるのではないか。とすれば、結核菌からの抽出物であるワクチンが治療に使えるのではないか、と着想したのです。

ただ、結核にかかると本当にがんが減るか、は別の問題です。――当時結核患者はあまり長く生きられず、そのためがん死する人が少なかった可能性があります。結核患者が長く生きられるようになった近時の研究では、結核にかかったことがある人は、肺がん発生率が高くなることが分かってきました（Int J Cancer 2009;125:2936）。

結核にかかった人に肺がんが増えるというのは、免疫システムがフル回転する炎症があると、がんが発生しやすくなるという（まえがきで触れた）話の一つの場合です。丸山の着想は、誤りにもとづいていたわけです。

論理的にも倫理的にも理解しがたい飛躍

ともかく丸山は、がんに対するワクチンの治療効果を動物実験で調べ始めました。しかし結果は失敗の連続で、彼は一九五九年から六四年に至るまで、研究を中止しています。

やがて丸山は思い直します（以下の言葉は前掲書による）。

「結果的には、人のガンと実験のための動物のガン（移植ガン）とはまったくちがうものだった」

「私が動物の移植ガンに対しておこなったワクチン療法の失敗は、けっして、人間のガンに対する無効性を意味するものではなかった」

理論的には、彼の言う通りです。動物で無効だからといって、人間でも無効とは限りません。ただ丸山は、ここから驚くべき飛躍を見せます。

「頭の中だけでいろいろ考えていてもラチがあかない。とにかく、やってみよう。私は、ワクチンを直接ガン患者に使ってみることにした。一九六四年（昭和三十九年）の末である」

前掲書からは、丸山の清廉《せいれん》な人柄と純粋な心根がひしひしと伝わってきます。彼の患者を思う気持ちは、まことの医者のそれでしょう。

ただ、この告白からは、研究姿勢に大きな疑問がわきます。動物実験で失敗しているのに、実際の患者に使ってみるというのは、論理的にも倫理的にも理解しがたいのです。自己が開発したワクチンへの執着ゆえでしょうか。

では丸山は、どのようにしてワクチンを患者に投与したのか。それについても告白があります。

「私の専門は前にもいったように皮膚科であり、ガンの患者にぶつかることはきわめて少ない」

「そこで知り合いの内科や外科の先生にお願いして、丸山ワクチンを使ってもらったのである。こちらはその報告を受けることによって、ワクチンの効果をたしかめるほかない」

ここから分かるように、丸山ワクチンの効力評価は、丸山自身が行うのではなく、他人が下した評価をそのまま鵜呑《うの》みにせざるをえない仕組みになっています。このことが、丸山によるワクチン評価に重大な影響を与えます（後述、72頁《ページ》）。

世間に注目され臨床試験へ

先に、丸山ワクチンをめぐる社会の動きを見ていきましょう。

まず投与法ですが、ワクチンを入れたアンプルには、用量が異なるA液とB液とがあり、A液は結核菌抽出物を二マイクログラム、B液は〇・二マイクログラム含みます。そして、A液とB液を交代で、一日おきに皮下注射する。つまり、第一日A液、第三日B液、第五日A液……というぐあいに打っていくのです。

丸山は、担当医の承諾書がある場合に、ワクチン希望者にこれを与え、地元に戻って打ってもらう方式をとっていました。しかし、丸山ワクチンに好意的でない医者も多く、患者・家族は承諾書にサインしてくれる医者探しに奔走しました。

ちなみに私は、丸山ワクチンは「ただの水」のようなものだと思っていたので、頼まれた場合に、承諾書にサインしていました。注射は開業医などでしてもらうわけです。ただし、後述する比較試験結果を知った後は、事情を話して、サインは断っています。

丸山によれば、がん患者にワクチンを使い始めると、すばらしい（成功例の）報告があいついだといいます。そして、丸山や患者・家族がワクチンの有効性を喧伝《けんでん》したこともあり、世間に注目されていきます。

やがて、正式な薬として承認してもらうための臨床試験が始まりました。臨床試験は、製薬会社と共同実施する必要があり、丸山はゼリア新薬工業という比較的小さなメーカーを選びました。ゼリアが臨床試験のデータをそろえて厚生省（当時）に製造承認を求める申請を行ったのは一九七六年のことです。

ところが丸山ワクチンは、承認のための審議が遅れ、しかも審議の途中で審査基準が変更されてしまった。それまでは、がん（腫瘤《しゅりゅう》）が縮小したかどうかを調べればよかったのが、比較試験（患者を二群に分け、片方にワクチンを投与し、他方には「プラセボ」という偽薬《ぎやく》を投与する）をして、延命効果を確認することが求められたのです。

この点たとえば抗がん剤では、仮に腫瘤が小さくなっても、毒性で寿命が短くなることがあるので、比較試験をして延命効果を確認することが肝要です。したがって丸山ワクチンの場合にも、比較試験の実施を求めることは一般論として正当です。

ただこの場合は、審議途中でのルール変更ですし、丸山ワクチンより少し前に申請された（免疫療法剤の）ピシバニールやクレスチンは（腫瘍《しゅよう》の縮小だけを調べればよかった）旧基準に依拠して短期間で承認されています（ピシバニールとクレスチンは後述、第三章）。「不公平だ」との声が挙がったのは当然でしょう。

慶應放射線科が比較試験を主導

丸山ワクチンがなかなか承認されないので、東大教授を中心とする「丸山ワクチン患者・家族の会」が署名運動を積極的に行い、世論は沸騰し、承認遅延問題は国会でも取り上げられた。他方でゼリアは、追加実施した比較試験のデータを提出し、承認されるのをひたすら待ちました。

そして一九八一年、ついに厚生省中央薬事審議会が結論を出しました。それは、丸山らの期待に反し、「有効性を確認できない」でした。しかし厚生省は、世間が納得しないと予想したのでしょう、異例の措置をとります。

まず、「このことは本剤の本質である人型結核菌体抽出物を無効と断定するものではない」との但《ただ》し書きを加えたのです。

第二に、有効性を確認するための新たな臨床試験を求めました。

そして第三に、通常ならば一般患者への（試験薬の）使用は認められないのですが、丸山ワクチンは「有償治験薬」として、患者への配布が許されたのです。典型的なガス抜き措置です。

ともかく新たな比較試験（一方に丸山ワクチンを、他方にプラセボを投与する）が始められました。試験を主導したのは、慶應大学医学部放射線科教授の橋本省三《はしもとしょうぞう》で、他施設の放射線科医にも呼びかけて、参加施設を募りました。

ただ橋本は、当時の部下である私には協力を求めなかった。それまで（いろいろな場面で）意見を異にしてきたからでしょう。私としても、丸山ワクチンを信じていなかったので、試験に関心はなく、目的や、どういう患者を被験者としているのかも知らないままでした。

比較試験が終わると、データが厚生省に提出され、丸山ワクチンは薬として承認されました。しかし、免疫療法剤としてではなかった。

白血球減少症に対する「白血球増多剤」として承認され、放射線治療を施行しているあいだだけ使用することが認められたのです。製品名は「アンサー20」で、皮下注用のアンプルには、丸山ワクチンA液の一〇倍、つまり二〇マイクログラムが入っています。放射線治療中は、血液中の白血球数が減少しやすいので、白血球数を回復させるためアンサー20を使うというのが能書きです。

しかし、放射線で減少した白血球を増やそうとする行為は無意味です。なぜならば、放射線による白血球減少は、採血した場合の見かけ上の減少であって、白血球を造る機能は保たれているからです。

つまり、放射線をかけると、かけた範囲内の（血液中にあった）白血球は、放射線感受性が高いので、ほぼ全滅します。それで採血して調べると、白血球数は減少しているのですが、白血球の製造工場たる「骨髄」は体のいたるところにあり、放射線は体の一部に照射するだけなので、骨髄機能は保たれます。そのため、細菌などが体内に侵入すれば、骨髄から即座に白血球が動員され、肺炎などの感染症が生じることはないのです。

これに対し抗がん剤では、毒性のため骨髄全体がやられてしまいます。それで細菌などが侵入しても、骨髄から白血球は動員されず、肺炎や敗血症などになりやすい。

このように治療による白血球減少といっても、放射線と抗がん剤とでは、その意味が異なります。放射線は（抗がん剤を併用していないかぎり）、白血球減少を気にする必要はないのです。そのため私は、放射線治療中に（感染症状がない患者の）白血球数を調べたことがありません。

このように無視すればすむ白血球減少に対して、アンサー20の比較試験をして承認を得ること自体が無意味です。試験に参加した、橋本をはじめとする放射線科医たちの、いい加減かつ非科学的な性向がよく出た話だと思います。

比較試験はどのように行われたか

アンサー20に白血球増多効果が認められた理由については、可能性が二つあります。一つは、試験参加者たちがインチキしてデータを作った可能性です。もう一つは、アンサー20に真実、白血球増多効果がある可能性です。

私は最初、インチキした可能性を考えていたのですが、現在では、本当に白血球増多効果があるのだろうと考えています。次に紹介する比較試験結果を知ったからです。

ゼリア新薬は、がん免疫療法剤としての承認を企図し、一九九五年に新たな比較試験を始めました。子宮頸《けい》がんの3B期患者を対象とする試験です。このステージ（進行度）の子宮頸がんは、放射線によって治療され、治癒の目安となる五年生存率は五〇パーセントほどです。丸山ワクチンによる生存率向上を目指して、比較試験が始められたわけです。

試験には、全国各地の（大学病院などの）婦人科医と放射線科医が参加し、子宮頸がん3B期患者を二つのグループに分け、一方には低用量の丸山ワクチンを、他方には高用量の丸山ワクチンを打ちました。前者は一アンプル当たり〇・二マイクログラムで、これは丸山ワクチンB液と同じです。後者は一アンプル当たり四〇マイクログラムで、丸山ワクチンA液の二〇倍、アンサー20の二倍の濃さです。

どちらのグループも、丸山ワクチンを週二回、放射線治療中とその終了後四週間にわたって打ちます。放射線で腫瘍が縮小した患者は、その後最低でも二年間、または、がんが再発するまで（週二回）打ち続ける計画です。

ふつう比較試験では、片方のグループにはプラセボ（偽薬）を投与するのですが、この比較試験では（両群に濃度が異なる）丸山ワクチンを打っています。それは、被験者になる患者が減ることを恐れてです（濃くても薄くても、とにかく丸山ワクチンを使ってもらえるというので被験者になる患者が多い）。

研究者たちも、この試験にとても期待していました。私がある学会に出席したとき、試験の統計処理担当の東大教授が壇上で、「本年末に丸山ワクチンの試験データを解析します。結果が非常に楽しみです」と発言したので、ひょっとしたら画期的な結果が出るかもしれないな、と思ったものです。

そうなったら大きな反響を呼ぶだろうなぁ、試験データを早目に知れば株で大もうけできるだろうなぁ、あの東大教授もすでに株を仕込んでいるのかな、などなど妄想しました（私自身は今日まで株を買ったことはないのですが、失礼ながら、習慣的にいろいろシミュレーションしてしまう)。

ところが年末になっても、丸山ワクチンについて誰も騒がない。ゼリア株が急騰したという話も聞こえてこない。それで私は、試験結果は期待はずれだったのだろうと受け取りました。二群の生存率が変わらなかったのだろう、と。やがて私は、この試験のことを忘れていました。

高用量で低下した生存率

そして後日、がん免疫療法の論文を調べていて驚きました。二〇〇六年に試験結果が論文になっており、成績(生存率)は、なんと高用量群の方が悪かったのです(図1。Gynecol Oncol 2006;101:455)。

具体的数値は、低用量群の五年生存率は五八パーセントに対し、高用量群は四二パーセントと、はっきりした違いが出ています。絶対値として一六ポイント(一六パーセント)の低下です。

ただし実質的には、違いはもっと大きい。なぜならば、放射線治療(+低用量ワクチン)で治るはずの患者(五八パーセント)の四分の一強が、高用量ワクチンのために死亡したことになるからです。――丸山ワクチンは、ただの水ではなく毒だったのです。

思い返せば、丸山ワクチンで白血球が増えたということが問題だったようです。最近の住民調査では、もともと白血球数が多い人たちは、がんによる死亡率が高いことが明らかになってきています（Cancer Epidemiol Biomarkers Prev 2004;13:1052, Arch Intern Med 2006;166:188）。

白血球が増えるのは、おそらく、体内に免疫システムを刺激する（細菌などの）異物が侵入しているからです。その異物の働きにより、あるいは免疫システムの働きにより、発がん率や死亡率が高くなるのでしょう。

丸山ワクチンの場合も、A液の一〇倍量に相当する「アンサー20」で白血球増多作用が見られたとすれば、丸山ワクチンが異物として働いたということでしょう。さらに、子宮頸がんを対象とした比較試験では、A液の二〇倍量が使われたので、異物としての働きはさらに強力になったはずです。

なぜ「毒」なのか

丸山ワクチンが具体的にどのように毒として働いたのか。参考になるのが、丸山ワク

図1　子宮頸がん患者への比較試験結果

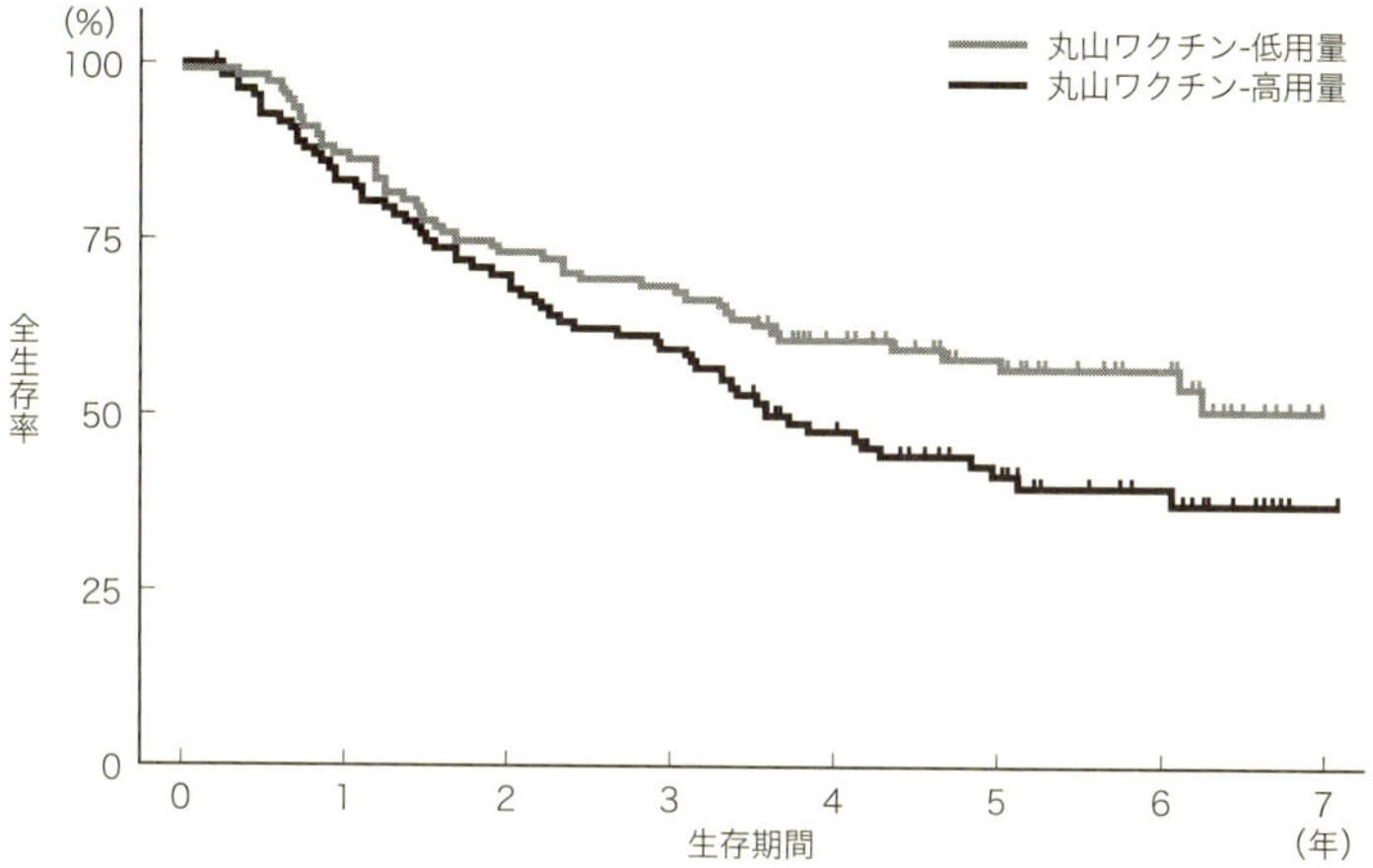

チンの主成分が「リポ多糖」だという事実です。実はリポ多糖は、サルモネラ菌などの細菌の構成成分で、細菌の全身的な感染時に見られる敗血症性ショックの原因になっています。リポ多糖に反応して、人体の細胞から活性物質（サイトカイン）、特に腫瘍壊死《えし》因子α（TNFα）等が大量に放出されるとショックが生じるのです。丸山ワクチンもリポ多糖の影響で、患者たちを死なせた可能性があります。

不運なことに比較試験では、放射線治療で腫瘍が縮小した人たちに、A液の二〇倍量のワクチン注射が何年も打ち続けられました。そのため、ワクチンをしなければ治って生存を続けられたはずの患者の四分の一もが、ワクチンのために亡くなってしまったのです。

かつて丸山千里は、「丸山ワクチンは副作用がない」「丸山ワクチンは、もっとも安全なガン治療法であるといってよいかと思う」と語っていました。私も、丸山ワクチンを打っている患者たちの様子を見て、ただの水のようなものだろうと思い込んでいました。

しかし、A液アンプルの二〇倍の濃さとはいえ、患者の四分の一が死亡することが明らかになったのですから、丸山ワクチンは「毒薬」に分類されるべきです。実際、毒薬や劇薬を定める公的基準では、ある物質の五〇パーセント致死量が、体重一キロ当たり（皮下注射一回で）二〇ミリグラム以下の場合に「毒薬」とされています。

本比較試験で用いられた高用量アンプルには（丸山ワクチン）四〇マイクログラムが含まれています。体重が六〇キロの人に週二回、最長五年打つとして、五年間での総量は（体重一キロ当たり）一ミリグラムにも達しないのです。――そんなに少ない量で致死量に達するのですから、丸山ワクチンは猛毒です。

この比較試験では、もう一方のグループにも、低用量とはいえ、丸山ワクチンB液アンプル相当（〇・二マイクログラム）が投与されています。こちらも寿命短縮効果があったのでしょうか。

結論をいうと、影響があったということは困難です。というのも、このグループの五年生存率は五八パーセント。これは、子宮頸がん3B期の放射線治療成績としては、ごく一般的な数値です。したがって、丸山ワクチンB液アンプルに毒性があると決めつけることはできません。――これに対しA液アンプルは、高用量群（四〇マイクログラム）の二〇分の一量なので、毒薬とみなすのが安全でしょう。

丸山ワクチンの毒としての作用は、抗がん剤のそれとは異なるようです。というのも抗がん剤だと、吐き気、脱毛といった（投与後）ただちに生じる毒性がありますが、丸山ワクチンにはそれがないからです。そのため丸山千里が、「副作用がない」と豪語していたわけです。

それなのに丸山ワクチンは、抗がん剤よりもはるかに少ない用量で、致死効果を発揮します。実は、このような少量の物質に反応して効果を上げるのは、免疫システムの特徴の一つです。免疫システムは、微量の物質にも反応するという特徴があるのです。

とすると丸山ワクチンは、免疫システムに乱調をもたらすことにより、患者自身や医者には検知できない仕組みで、静かに致死効果をもたらすのでしょう。

「成功例」を検証してみると

では丸山のいう「成功例」とは何だったのか。前掲書に載っているケースの幾つかを分析してみましょう。ケースを恣意《しい》的に選んだのではない証拠に、前掲書の巻頭口絵でレントゲン写真が供覧されている二つのケースを取り上げます。

●ケース1（前掲書2頁）

肺がん、七八歳、男性。口絵に胸部レントゲン写真が掲げられ、左上肺野《はいや》に陰影（腫瘍）が三ヵ所あるとして、三本の矢印が陰影を指しています。ところがそのうちの一本が指すのは、左第一肋骨《ろっこつ》の軟骨部の石灰化です。

ワクチン使用後のレントゲン写真も掲げられており、陰影が全部消えたとしています。しかし、レントゲンの撮影条件が、ワクチン使用前のそれとは異なり、レントゲンの曝射《ばくしゃ》量が多く（肺が黒く写って）陰影の判読が困難になっているのです。それでも目をこらしてよく見ると、腫瘍が残っているように見えなくもない。

このケースは九州大学の外科で治療され、レントゲン写真もそこから提供されたようです。結局、丸山も九大外科も、レントゲンの読影能力に欠けていたのです。

●ケース2（前掲書3頁）

肺がん、六七歳、男性。胸部レントゲン写真が掲げられ、右下肺野に陰影がありま す。本文では、これは肺がんの所見で、丸山ワクチン使用後のレントゲン写真では、陰影が消えていると書かれています。

しかし、丸山ワクチン使用前のレントゲン写真に写る陰影は、諸処《しょしょ》でレントゲン線がよく通過しており、がん細胞がぎっしり詰まっているはずの（腫瘍の）像とは言いがたい。限局的に生じた肺炎を、肺がんと見誤ったものでしょう。肺炎であれば、何もしなくても消えることがよく見られます。

別の驚きは、患者の体験談をもワクチンが有効との根拠にしていることです。著書に掲載されている体験談は一七を数えます。しかし、どれも医学的な裏づけに乏しく、有効性の根拠とはできない代物です。

なかで目立つのが、放射線治療と並行してワクチンが開始されたケースで、何例もあります。そういう場合、患者は（がんが縮小・消失したのが）ワクチンの効果だとし、丸山もそれを否定せず、ワクチン有効の根拠として掲載しているのです。

がん治療に疎《うと》い患者が、そういう感想をもらすのは仕方がないと思います。しかし、科学者たるべき丸山が、素人《しろうと》の尻馬《しりうま》に乗るのはいただけない。丸山には、がん治療の効果を判定する資格・能力がなかった、と断ぜざるをえないのです。

最後に、患者体験談集の冒頭に掲げられたケースを紹介しておきましょう（前掲書97頁）。

膵《すい》がん、四七歳、男性。この方は、本の小見出しには「膵臓《すいぞう》ガン」と書かれていますが、本人の体験談では「膵嚢腫《すいのうしゅ》」です。これは良性の疾患で、がんとは別物です。ただし、がんを本人に告知しなかった時代なので、本人には偽りの病名が伝えられていた可能性があります。しかしそうするとその時代、患者体験談をワクチン有効の根拠とするのは（信頼性において）ますます頼りないことになるわけで、丸山がなぜ体験談を根拠に使ったのか、疑問は一層拡大します。

いずれにしても、この患者が経験したという（激烈な腹痛などの）症状は、急性膵炎のそれで、膵がんの症状とは考えにくい。また、組織の顕微鏡検査でがん細胞を認めたという記載もない。このケースをがんワクチン有効の根拠として使うのは無理なのです。

危険性を告知しない医者と製薬会社の罪

こういったケースを著書に堂々と載せる丸山の思考回路は、理解しがたいものです。丸山ワクチンは有償治験薬として、これまで四〇万人近くに使われてきたといいます。その膨大な人数から、次の四点に注意が必要です。

一つは、前章で述べたように、がんの自然退縮《しぜんたいしゅく》は、症状発見がんでも一〇万人に一人程度の割合で生じます。検査発見がんであれば、もっと頻繁《ひんぱん》に自然退縮が見られます。また、放射線照射にともなうアブスコパル効果（標的外効果）という自然退縮があることも、前章で述べました。

丸山ワクチンを四〇万人にも使っていれば、その一部に、これら自然退縮が見られても不思議ではありません。したがって、丸山ワクチンでがんが退縮したと主張するには、自然退縮ではないことの証明が求められます。

第二には、何十万人に使ったところで、比較試験をしないかぎり、ワクチンの効果や副作用は分からないということです。どんなに世評が高い薬（候補）でも、比較試験が必要であることは、丸山ワクチンの経験がよく教えてくれます。

患者が自覚する副作用がないからといって安心できないというのも、この比較試験が教えてくれる第三の教訓です。

最後に、その人数にワクチンを打ったとすると、ワクチンA液が二マイクログラムと比較的濃いところからみて、相当数がワクチンのために死亡していると思われます。しかしそうであっても、基礎疾患としてがんがあるので、がんで死亡したと見なされ、問題になっていないわけです。

このようにワクチンを打つと大変な危険にさらされるので、ワクチン希望者には事前に注意することが必要です。ゼリア新薬工業や日本医科大学付属病院ワクチン療法研究施設に、注意する義務や責任があるといえます。

ところが前記比較試験の結果が判明した後も、患者・家族に死亡する危険性が伝えられていないのです。私の外来では、新たなワクチン希望者にときどき出会うのですが、比較試験の結果を伝えると、皆一様にビックリして、すでにワクチン療法研究施設に行ってきた患者・家族を含め、初耳だと言います。

このような危険性の不告知は、患者の生命・健康を危険にさらす点で犯罪といえます。

第三章　ずさんな〈臨床試験〉と〈データ操作〉

学術論文に潜むウソの数々

前章で、丸山ワクチンは期待はずれであったこと、逆に患者たちの寿命を縮めた可能性が高いことをお話ししました。

しかし、丸山ワクチンと似た発想でつくられた「免疫賦活《ふかつ》剤」の中には、厚生労働省の承認を受け、臨床現場で使われているものがあります。クレスチンとピシバニールがその例で、両剤とも売上高は巨額になりました。

しかし両剤とも、薬効が認められないインチキな薬です。それどころか、ピシバニールは副作用が強く、丸山ワクチン以上に患者の命を縮めたと思われます。

そんな薬がどうして承認されてしまうのか。抗がん剤や分子標的薬にも共通する問題です。

本章では、免疫療法関係のインチキ薬が承認される背景や仕組みを解説することにします。分子標的薬の中にも、免疫反応を利用したものがあるので、その承認の問題点にも触れることにします。

免疫療法に限らず、がん治療の効果は（専門家たちが執筆した）論文から知ることになります。本来、論文以上に確実な資料は存在しないはずです。

しかし実は、論文にはしばしばウソが紛れ込んでいるのです。そのため、免疫療法が延命をもたらすかのような印象を与えてしまいます。

そこで本章では、学術論文に潜《ひそ》むウソの数々を指摘するのですが、ウソの大半は、効果判定にまつわるものです。そのため、免疫療法の効果判定法から説き起こすことになります。

免疫療法はオール・オア・ナッシング

免疫療法に効果があるといえるのは、がんが治癒、あるいは患者が延命した場合です。その中では、治癒のほうが簡単に判定できます。

というのも、がん免疫療法の対象となるのは、手術や抗がん剤では治ることがない、いわゆる臓器転移がん（末期がん）の患者たちだからです。そういう人たちの中に、免疫療法でがんが消え、そののち五年、一〇年と再発しない患者がたった一人でもいれば、自然退縮《しぜんたいしゅく》は一〇万人に一人という頻度なので、その治療によって治ったと判定できると思われます。

これに対し、延命効果を証明することは難しい。臓器転移がある場合でも、長生きする人が意外と多いからです。その人たちに免疫療法を施行した後の生存期間を見るだけでは、延命効果を判定できないのです。

延命効果の判定には、「比較」が必要です。多数の患者を集めて、治療した場合と、しなかった場合を比べる「比較試験」を行う必要があるのです。

しかし、比較試験の実施は容易ではありません。というのも、肺がんだけとか、胃がんだけというように、がんの種類（がん種）をそろえ、しかも転移がある患者だけを集めるのは大仕事だからです。

また、試験実施主体（たいてい製薬会社）は、多数の臨床医の協力を仰がなければなりません。それには、臨床医に研究費をたっぷりはずむ必要があります。

そうして試験実施にこぎつけても、試験終了までに何年もかかることが多く、得られたデータを解析したら、延命効果が認められないこともしばしばです。そういう負担やリスクがある以上、気軽に比較試験を始めるわけにはいかないのです。

そこで、延命効果が証明できるかもしれないとの手ごたえがあったときに、比較試験を始めることになります。そのためには、免疫療法でがん腫瘤《しゅりゅう》が縮んだかどうかを調べるのが一番です。免疫療法を患者たちに試してみて、がんの縮小効果がある程度認められたら、延命効果を調べるための比較試験を始めるのです。

この点、①がん免疫療法は体にやさしいのだから、がんを小さくすることは無理なのではないか、②寿命さえ延びれば、がんが縮小しなくてもよいのではないか、との考え方もありえるでしょう。比喩《ひゆ》的に言えば、がんを叩《たた》くのではなく、手なずければよい、という考え方です。

しかし、そこには誤解があります。免疫療法は、がん細胞の分裂を遅らせたり、止めたりするのではなく、がん細胞を殺すことによって、その効果を発揮するのです。免疫療法が有効であるとすれば、殺細胞《さっさいぼう》効果が認められ、がん腫瘤の縮小が見られるはずなのです。

免疫療法ががん細胞を殺すメカニズム（機序）については、次章で詳しく説明しますが、ここでは、①免疫システムは、病原体が正常細胞に潜り込んだ場合、細胞ごと病原体を殺している、②免疫システムは、がん細胞を殺す以外に、がんの成長速度を遅らす手段を持ち合わせていないことだけ指摘しておきます。

要するに免疫療法は、がん細胞を殺すことができるか、できないか、オール・オア・ナッシングの治療法です。それゆえ、もしがん腫瘤が縮小しなければ、免疫療法ががん細胞を殺すことができない証拠となり、延命効果を期待することはできないのです。

甘い承認基準の背景にあるもの

このように、がん免疫療法には殺細胞効果がなければならないので、抗がん剤と同じことになります。そこで、従来用いられている抗がん剤は「狭い意味での抗がん剤」と定義し、それと免疫療法剤を合わせて「広義の抗がん剤」に分類するのが妥当でしょう。どちらも、比較試験で延命効果が証明された後に、薬としての承認を受けるべきといえます。

ところが従来、狭義の抗がん剤は極めてイージーに承認されてきました。がん腫瘤の大きさ（長径）が三〇パーセント減少しただけで、縮小効果があったと判定され、しかも、その程度の縮小効果が被験者（患者）の一割から二割に認められただけで、承認を受けられたのです。

現在使われている抗がん剤は、このような甘い基準で承認されており、延命効果は何ら証明されずにいます。それが、毒性ばかりで延命効果のない抗がん剤がはびこっている最大原因です。

免疫療法剤にも、こうした甘い基準によって承認されたものがあります。ピシバニー

図2　クレスチン、ピシバニールの売上高

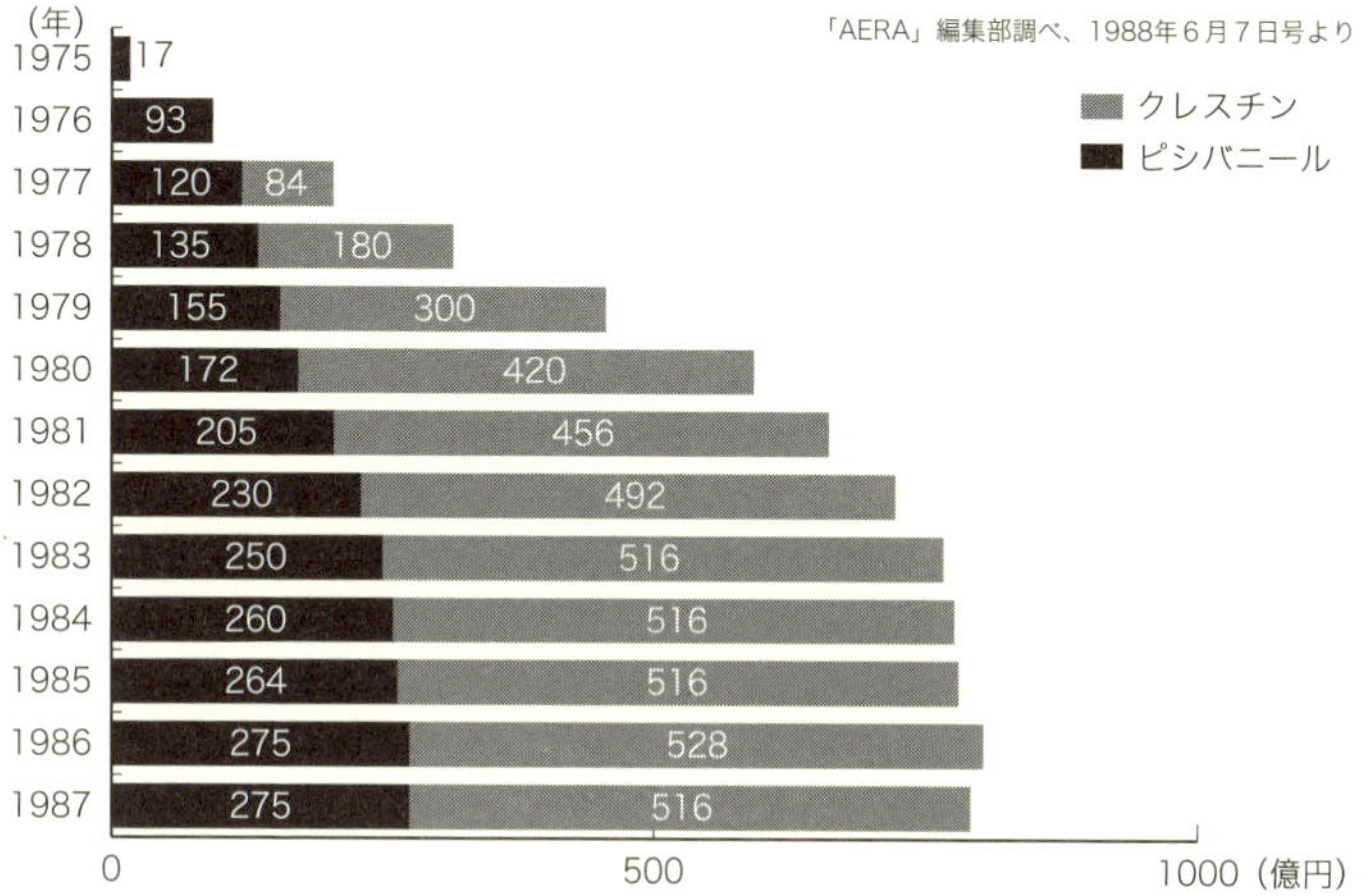

「AERA」編集部調べ、1988年6月7日号より

ルとクレスチンがそれで、前者は一九七四年に、後者は一九七六年に厚生省（当時）から製造販売の承認を得ました。

その後両剤とも、ものすごい勢いで売り上げを伸ばしました。クレスチンは、世界中の薬の中で売上高が一位にもなり、両剤の売上高は一三年間で七〇〇〇億円にもなりました（図2）。

クレスチンは、サルノコシカケ科のカワラタケというキノコを熱湯処理して作られた粉末状の飲み薬です。ピシバニールは溶血連鎖《ようけつれんさ》球菌《きゅうきん》という病原菌をペニシリン処理して作られた注射薬です。

それらが承認された理由は前述のよ

うに、延命効果ではなく、がんの縮小効果でした。クレスチンは、わずか二八九人の被験者で試され、縮小効果があったとして、胃がん、肺がんなど、五つのがん種に使用する承認を得ました。

ピシバニールは四〇七人に試され、一一のがん種への使用が認められました。

しかし、クレスチンにがんの縮小効果が見られたという話は、明らかにウソと思われます。クレスチンは糖タンパクなので、経口服用すると、腸の中で消化酵素によってバラバラに分解されてしまうからです。

それなのに、がん腫瘤の縮小が認められたという論文が発表されたのは、それを執筆した専門家たちが、製薬会社との付き合いを優先して、事実を曲げたのだと思われます。

ピシバニールのほうはといえば、病原菌の菌体成分なので、ヒトの細胞を傷つける作用があると思われます。したがって、ピシバニールにがんの縮小効果がある可能性はあります。しかしながら、その頃の縮小効果判定基準は、現在のそれよりさらに甘かったし、論文内容のチェック体制もなかったので、本当に縮小効果が見られたのかどうかは不明です。

医学雑誌社は、なぜこれらの論文を掲載したのか。驚きの事実があります。

クレスチンの使用経験が載った（製造販売承認のための審査資料となる）主要論文は、クレスチンを製造している製薬会社が出版している医学雑誌に掲載されたものだったのです。ピシバニールに関する論文も、抗がん剤の製薬会社が出版している雑誌に載っています。こうした面からも、執筆者たる専門家たちと、製薬会社の相互依存関係が見てとれるでしょう。

さて、両剤のその後ですが、売上高が膨大となり、これはマズイと思ったのでしょう、厚生省は両剤を医薬品再評価の対象とし、薬効を見直すことにしました。製薬会社に、薬を使った場合と使わなかった場合の比較試験のデータを提出するよう求め、審査後の一九八九年に、使用が許されるがん種や条件を大幅に絞ったのです。結果、両剤の売り上げは大幅に落ち、社会的には一件落着しました。

厚生省はなすべきことをなしたようにも見えます。しかし一九七〇年代に、承認と前後して、両社に厚生省の大物が天下りしています。厚生省は、専門家たちと製薬会社が馴《な》れ合ってでっち上げたデータであることを知りながら承認し、売り上げ増に貢献した見返りとして、天下りを実現させたのでしょう。ところが売上高が巨額になって社会問題化し、火消しに回らざるをえなかったと考えられます（マッチ・ポンプの典型）。

縮小しても寿命を縮めていた可能性

ところで、免疫療法剤を承認するために、がんの縮小効果を証明するだけではなぜ足りないのか。がんは増大することによって人の命を奪うのだから、がんを縮小させることができれば、延命効果があると考えてよいのではないか？　実際にも臨床現場では、抗がん剤でがんの腫瘤が小さくなった場合に、患者・家族は大喜びするものです。

がんの縮小だけでは足りない理由は、毒性の懸念です。免疫療法も、がん細胞を殺すことを目的とする以上、構造や機能がほぼ共通している正常細胞まで殺してしまう可能性があります。その結果、がん縮小というプラスの面を打ち消して、寿命が短縮する可能性があるのです。

前章で紹介した（高濃度丸山ワクチンの）寿命短縮効果を思い出すべきです。丸山ワクチンには、患者が体感する副作用はほとんどないのですが、それでも濃厚液の場合、治るべき患者の四分の一が毒性で死亡したのでした。

この点クレスチンは、キノコの成分ですし、前述のように服用しても腸の中でバラバラになってしまうため、原則として寿命短縮効果はないと考えられます。

これに対しピシバニールは細菌の成分なので、ショック、間質性肺炎《かんしつせいはいえん》、急性腎不全《じんふぜん》などの重大な副作用が生じることがあり、死亡事例も見られます。同じ菌体成分であっても、体感する副作用のほとんどない丸山ワクチン以上に、患者の寿命を縮めていた可能性があるのです。

このように、がんの縮小効果を免疫療法剤（をはじめとするがん治療薬）の承認基準とすると、さまざまな問題が生じます。それで現在では、①がん縮小効果が認められることを前提として、②使用群と非使用群との比較試験を行い、③延命効果が認められることを立証して、④承認申請をするのが世界標準になっています。

ところが、延命効果を調べるための比較試験にも、問題が多々あるのです。クレスチンを例にとって説明しましょう。

治療を有効に見せかけるトリック

前記の医薬品再評価によって、クレスチンを使用できるがん種は大幅に減らされたのですが、胃がんは生き残りました。ただ、ケチがついたことに違いはなく、胡散臭《うさんくさ》い薬と見られ、売上高は激減しました。その最中《さなか》、ある比較試験の結果が報じられたのです

(Lancet 1994;343:1122)。

二六二人の術後胃がん患者を二つのグループに分け、片方は標準的治療だけを施し（標準治療群）、他方には、それに加えてクレスチンを投与する比較試験です。試験を実施したのは愛知医科大学病院、岐阜大学医学部附属病院、愛知県がんセンターなどの外科医を中心とする研究グループでした。こういう場合、製薬会社が後ろ盾となり、被験者を一人勧誘するごとに数十万円の研究費（という名目のキックバック）が手渡されることは医学界での常識です。

結果が報じられた「ランセット」誌は英国で発行されている、世界的評価が最高ランクの総合医学雑誌です。雑誌そのものの信用力が高いので、ここに掲載された論文は、世界中の専門家たちから注目されます。ランセット誌に論文が掲載されたら、研究者にとっては勲章で、赤飯を炊いて祝う人もいるくらいです。

論文の内容は瞠目《どうもく》すべきものでした。治療を開始してから五年後の「全生存率」は、標準治療群が六〇パーセントだったのに対し、クレスチン群のそれは七三パーセントと、一三パーセントも高かったからです。

この違いは「統計学的に意味がある差」でした。数値の違いが大きいので、クレスチンで全生存率が向上することは真実とみなしてよいであろう、というほどの意味です。

「全生存率」という用語は聞きなれないでしょうが、単なる「生存率」と変わりありません。ただ、がんばかりでなく、心筋梗塞《こうそく》、脳卒中、事故、自殺など、あらゆる原因による死亡を含めて計算したことを確認する意味で、「全」生存率と記載するのです。この記載が、あとで重要になります。

私はその論文を読んで、免疫療法剤で生存率が上がるのか、と非常に驚きました。と同時に、胃腸内でバラバラになってしまうクレスチンで？　という疑問も抱いたものです。しかし、ランセット誌が厳正に審査して採用・掲載しているはずなので、論文には敬意を払うべきである、「統計学的に意味がある差」があるのなら、クレスチンが成績を改善することは認めざるをえないだろうと思いました。

ここまでは、論文の冒頭ページの「要約」（抄録）を読んだ段階での感想です。ところが本文を読み進めると、オヤッ、と思いました。論文では前述のように、「全生存率」を計算したと書いてあるのに、掲載されているグラフを見ると、細かな「縦棒」がたくさん立っていたからです（図3）。

これから、無効な治療法を有効に見せかけるトリックについてお話ししますが、トリックである以上、細心の注意が必要です。

生存曲線の上に立っている棒は、一本が患者一人に相当し、その時点でその患者の追跡調査が打ち切られたことを意味します（打ち切りケース）。追跡を打ち切る理由はさまざまですが、この論文では、全患者の追跡調査は完璧《かんぺき》だったとしているので、試験終了が理由であるはずです。

それゆえ、二年のところに打ち切り棒が立っているのは、その患者が被験者になってから試験終了まで二年しかなかった、という意味になります。他にも五年以内のところに何本もの縦棒があり、その本数に相当するのが、試験開始から五年を経過していない患者の数ということになります。

ところが、それはウソなのです。この試験では患者全員が、五年以上経過しているのです。

なぜそう言い切れるのか。実はこの研究グループは、同じ試験結果を日本で発行されている日本語の医学雑誌に載せており、そこには、患者全員を五年以上追跡調査したと書かれていたからです。全員を五年以上追跡したのであれば、図3のように、五年以内に何本もの打ち切り棒が立つはずがありません。私はその日本語論文を読んでいたので、それが分かったわけです。

このランセット論文には、他にもウソがありました。比較試験の被験者になるという同意（インフォームド・コンセント）を患者全員から得たと書いていたのがそれです。

図3　術後胃がん患者への比較試験結果

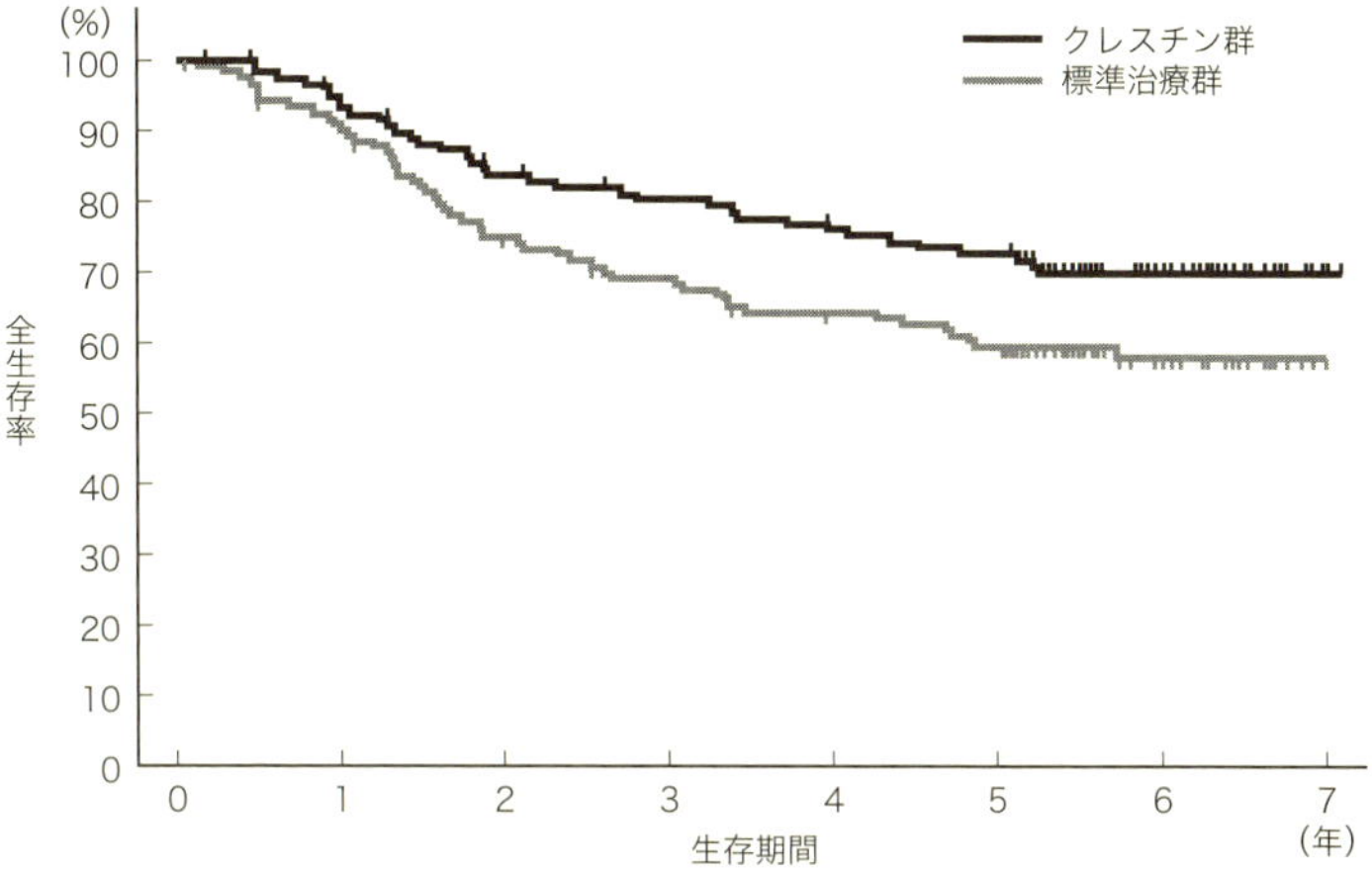

比較試験が始められたのは一九八五年で、がん告知が絶対的なタブーだった時代です。胃がんという病名すら告げられないのに、被験者になる同意が得られるはずがない。この比較試験は、患者の知らないところで担当医らが（くじを引くようにして）勝手に二群に分け、それぞれに別の治療を施したのです。

どうしてそんなウソをついたのか。私は、比較試験の後ろ盾となっている製薬会社が、なんとしてもクレスチンが有効だという論文を一流雑誌に載せたかったからだろうと睨《にら》んでいます。

権威ある医学雑誌にウソの論文

製薬会社は、この論文の別刷り（コピー）をランセット誌から大量に仕入れ、病院出入りの社員たちが医者たちに配って回ります。英語で書かれた論文なので、日本では、きちんと読める医者はごく少数でしょうが、権威あるランセット誌に載ったという事実が大きく、「ランセット」と書かれた部分に目を留めた医者たちは、社員の言うことを鵜呑《うの》みにすることになります。

余談になりますが、別刷りを製薬会社が大量に買ってくれるので、ランセット誌にとっても利益は大きく、今や別刷り販売は、総収入の大きな部分を占めています。最近、権威ある医学雑誌に、薬が無効という論文が載りにくくなっている理由の一つです。

クレスチンに話を戻すと、この論文内容が無修正で流布《るふ》すると、クレスチンは信用を取り戻し、売上高が急上昇して、年数百億円の売り上げ増になったはずです。薬剤が有効という論文がランセット誌に載ることは、それほどインパクトが大きいのです。

私は、そうなってはいけないと思い、ランセット編集部に投書して、論文内容にウソがあることを指摘しました。一九九四年五月のことです。すると七月になって、ランセット誌の質疑応答欄に、私の投書とともに、研究グループからの返事が掲載されました(Lancet 1994;344:274)。

返事によると、五年以前に一七人が死亡しており、それらは胃がん以外の死因だったので(他病死という)、生存率の計算上、生きていると扱った(打ち切りケースにした)というのです。それら一七人を(死んだとして)計算をやり直すと、「統計学的に意味がある差」は消失したと認めています。

これで学問的には決着がつきました。①統計学的に意味がある差は、実は存在しなかったこと、②「全」生存率の計算から他病死ケースを除いてはならないのは、統計処理の基礎の基礎であること、③それなのに他病死ケースを除いて計算したのは、「わざと」やったのが確実であることから、クレスチン論文は以後、医学界では見向きもされなくなりました。結果、クレスチンの売り上げ増も実現しませんでした。

私はこれまで「抗がん剤は効かない」「がんは切らずに治る」「健診は百害あって一利なし」など、著書や論文でさまざまな言論活動をしてきました。その中で、直接的な影響力が最も大きかったのは、この投書だったと見ています。もし生存率計算の訂正がなされなければ、がん治療現場でランセット論文が通用し、その後の二〇年間で数千億円の売り上げ増が見込めたでしょう。

それにしても危機一髪でした。私がそのウソに気づいたのも偶然だったのです。①もし、同じグループの書いた日本語の論文を読んでいなければ、②もしランセット誌を定期購読して毎週読んでいなければ、ウソに気づくことはなかったはずだからです。

私がランセット誌を定期購読していたのは、昔医学生の頃に、「医者になったら、自分の専門分野を勉強するばかりでなく、総合医学雑誌を定期購読して、広く医学知識を涵養《かんよう》すべきだ」という海外医師のエッセーを読んでいたからです。医者になったあと、どうせなら一冊ではなく二冊を読もうと、ランセット誌のほかに「ニューイングランド・ジャーナル・オブ・メディスン」という総合評価第一位の雑誌も定期購読しています。結果的に本件を含め、これまでいろいろな恩恵を受けたので、そのエッセーを書かれた医師に感謝感謝です。

インチキ論文に共通する特徴

ここで学ぶべきは、比較試験といっても、わずかな数の患者データを操作するだけで、製薬会社や医者たちに都合がいい結論をでっち上げられるということです。

たとえばクレスチン論文では、総被験者数が二六二人。そのうち死亡している一七人

（六・五パーセント）を生きていると扱ったことで、生存率の違いが「統計学的に意味がある差」になったのです。

このように、実際には延命効果がないのに、全体の五〜一〇パーセントに相当する被験者データを操作するだけで、延命効果があるように見せかけられることを記憶にとどめておきましょう。

このテクニックは、狭義の抗がん剤の比較試験においても頻繁《ひんぱん》に用いられています。その実例の数々を前掲の『抗がん剤は効かない』で紹介しましたが、ここではポイントを説明します。

インチキ・テクニックのポイントは、これも打ち切りケースに関するものです。クレスチン論文では、胃がん以外の原因で亡くなった患者を「生きている」と扱っていました。が、以下で解説するのは、あらゆる原因で亡くなった患者を「生きている」と扱うテクニックです。原理を理解しやすいように、まず、思考実験をしましょう。

ある超高齢者専門クリニックを仮定して、そこに通ってきている患者集団をAとBの二つのグループに分け、何年後かに、それぞれのグループの生存率を計算することにします。超高齢者なので、数年後には生存率がかなり下がっているはずです。

ただこのクリニックは外来専門なので、そこで患者が亡くなることはありません。患者たちは家や病院で最期を迎えるはずで、亡くなったら、もうクリニックには来られない。他方で、生きているけれども、何らかの理由でクリニックへの通所をやめる患者たちもいます。

さて、Aグループの生存率は、外来カルテの記載だけにもとづいて計算することにしましょう。すると、各患者が最後にクリニックを訪れたときは生きているわけですから、クリニックにはその旨の記録が残り、生存率は一〇〇パーセントと計算されます。

これに対しBグループでは、各患者の家に電話して、生死を確かめることにしましょう。すると超高齢者たちなので、すでに亡くなった事実が次々判明し、調べれば調べるほど生存率は低下するわけです。その場合、もしAグループも自宅に電話を入れれば、生存率はBグループのそれと同じになってしまうでしょう。

このように、外来に来なくなった患者の事後調査（追跡調査という）が厳格に行われないと、生存率の計算値は実態と大きくかけ離れてしまうのです。

とすると比較試験において、新薬の成績を良好に見せたい場合、①新薬を投与したグループの追跡調査の手を抜いて、②従来の治療法を施されるグループでは追跡調査を厳格に行えば、自《おの》ずと生存率に違いが出て、統計学的に意味がある差も生じるのです。――広義の抗がん剤に関する比較試験論文には、この種のインチキがよく見られます。

このインチキの巧妙なところは、たとえば公的機関の査察官が試験実施施設に乗り込んで、患者カルテを点検しても、インチキがあったと見抜けない点にあります。調査を手抜きしたと、記録には書かれないからです。

この点たとえば、「死亡した」というカルテの記載を「生きている」と改ざんすれば、カルテに改ざんの痕跡《こんせき》が残りますが、そんなバレやすいことをするはずがない。すでに亡くなっている患者でも、外来カルテには最終受診日の状態（生きていたこと）が書かれているだけで、死亡したとは書かれていないので、改ざんしたことにはならないのです。

しかし、天網恢恢《てんもうかいかい》、疎《そ》にして漏らさず、です。追跡調査の手を抜いていた場合、比較試験の論文を点検することにより、手抜きが判明することがあります。その手がかりになるのは、前述した「打ち切りケース」です。まず、意図的ではない手抜きの実例から示しましょう。

手抜き比較試験の実例

ここでは、臓器転移がある腎《じん》がんに対するエベロリムス（商品名：アフィニトール）

の比較試験結果を示します。エベロリムスは分子標的薬の一種で、腎がんに存在する特別な分子に抱きつくことにより、その分子の働きを抑え、もって腎がんの成長を抑制するという触れ込みの薬です。分子標的薬も広義の抗がん剤に分類されます。

図4-1はエベロリムスを投与する場合と、投与しない場合の比較試験結果です。二つのグループの生存曲線はピッタリ重なっています（Lancet 2008;372:449）。

つまりエベロリムスに延命効果はありません。ところがエベロリムスは、転移性腎がんの分子標的薬として承認され、患者たちに使われています。なぜ承認されたかは、ここでのテーマと離れるので、別著『抗がん剤は効かない』に譲りますが、このように延命効果がない薬がまかり通っているのが、がん治療ワールドの特質であることは記憶しておくべきです。

本章のテーマとの関係では、図4-1の生存曲線に見られる①縦棒と、②生存曲線の全体的な形がポイントになります。まず①縦棒に関しては、両方の生存曲線に縦棒が多数認められます。これらは前述した打ち切りケースに相当し、患者は各縦棒の時点で生きているとして（生存率が）計算されています。

しかし実は、生きていると扱われている患者のうち、多くが亡くなっているはずなのです。それは、②生存曲線の全体的な形から知ることができます。

図4-1　転移性腎がん患者への比較試験結果

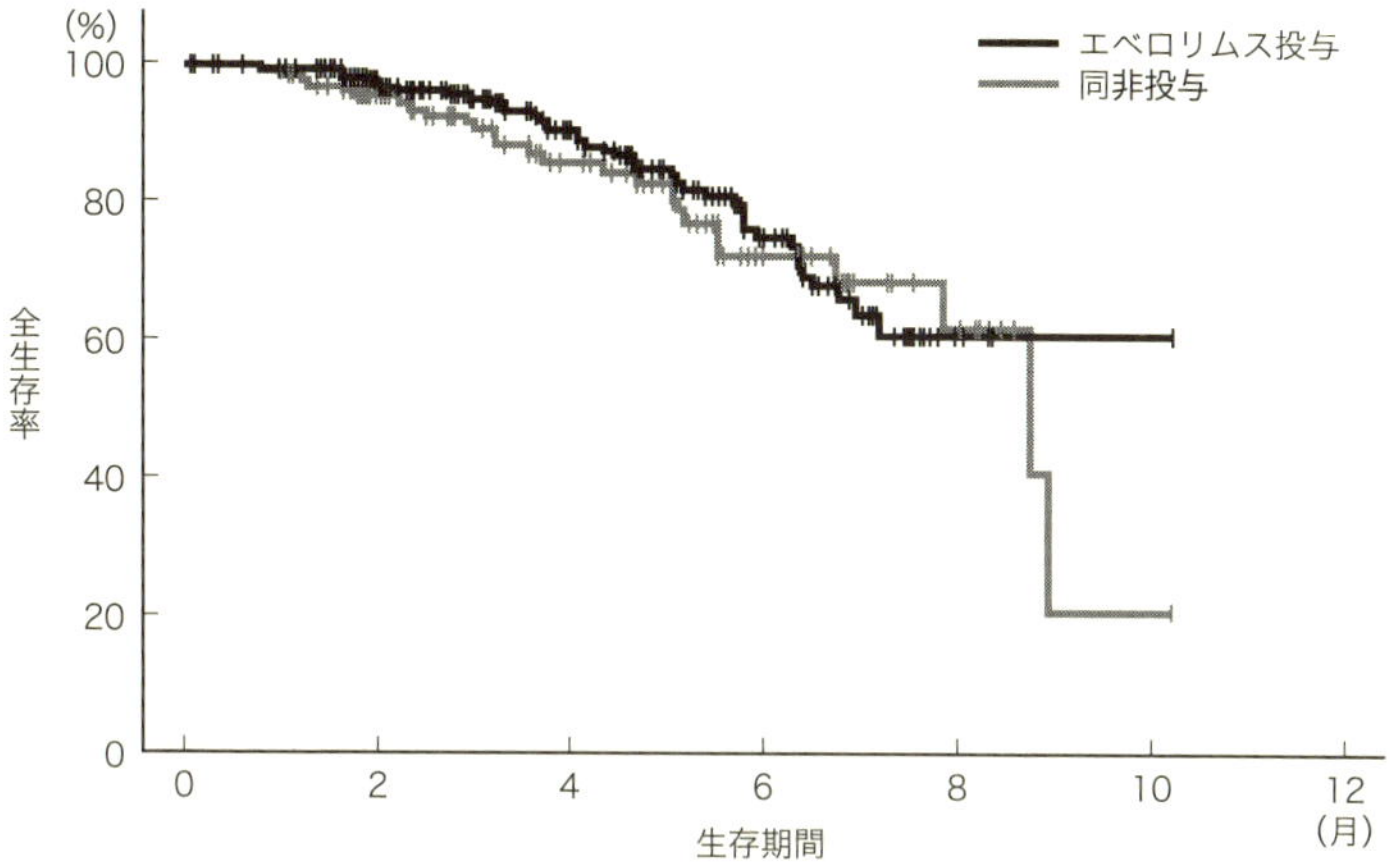

図4-2　図4-1の試験の追跡調査をやり直した結果

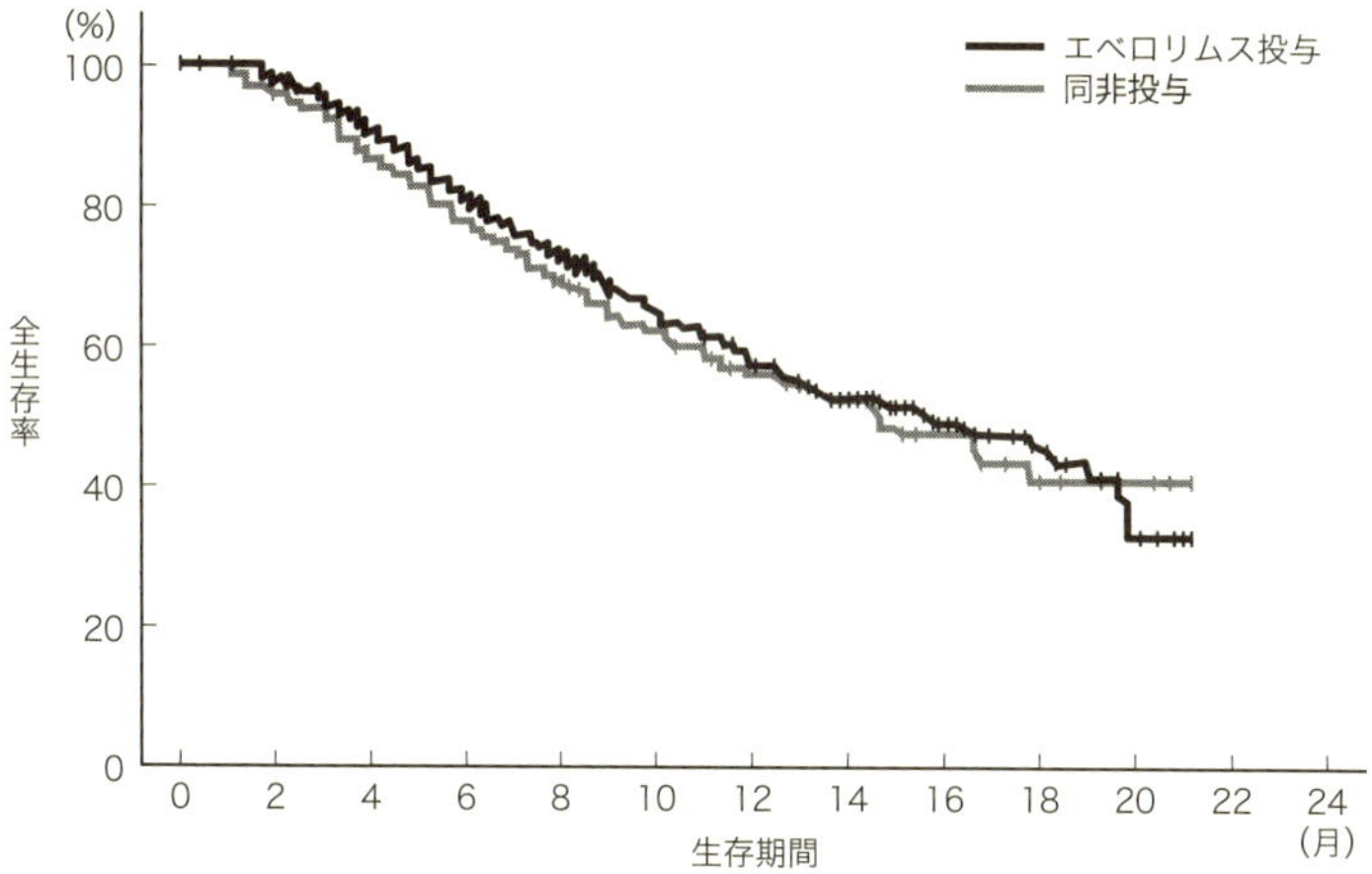

少し遡《さかのぼ》って、69頁《ページ》の図1をご覧ください。きちんと追跡調査が行われている場合には、そこに示された二本の曲線のように、下方に向かって湾曲した（凹形になった）カーブを呈するのが、患者の生存曲線の特徴なのです。

ところがエベロリムスに関する図4-1を見ると、生存曲線はむしろ上方に向かって湾曲し（凸形）、小山ないし丘陵の輪郭のようになっています。このような形になるのは、死亡した患者が（追跡調査が不十分なために）実際の死亡時点よりも前の時点で「生きている」と扱われているからなのです。

ところが、この比較試験の結果は、二年後にもう一度報告されました。追跡調査をやり直して論文として発表されたのです。それが図4-2です。今度は、縦棒の数が大幅に減っており、追跡調査が以前より徹底されたことが分かります。多くの患者が実は死亡していたことが判明し、生存曲線の形が図4-1とは異なったのです。図1と比べると、曲線の湾曲度は少ないですが、それでも多少とも下方へ向かって湾曲するようになったのは、追跡調査が充実したからです。

他方で、二本の曲線上には、まだ縦棒が何本も残っており、追跡調査が完璧ではないことを物語ります。追跡調査が完璧になれば、すべての縦棒は消失し、かつ、生存曲線はもっと深い湾曲を示すようになります。

以上に示した追跡調査の不完全さは、おそらく意図的になされたものではなく、単なる怠慢によるものでしょう。しかし、意図的になされる手抜きもあります。

不十分な追跡調査

次に紹介するのは、臓器転移がある大腸がんに対する分子標的薬であるベバシズマブ（商品名：アバスチン）の比較試験結果です。アバスチンは、血管が新生されるのを妨害するという触れ込みの薬で、がん細胞に酸素や栄養分を届ける血管を作らせずに、兵糧攻め《ひょうろうぜ》にして、がんの成長を抑制することを狙《ねら》っています。

アバスチンも、他の分子標的薬同様、ある特定分子に抱きついて、その働きを邪魔するのですが、抱きつき方に特徴があります。実はアバスチンは「抗体」で、「抗原」に当たる特定分子と結合するのです。これを「抗原・抗体反応」といいます。抗原・抗体反応は、免疫反応の一種です。抗体はリンパ球の一種である「B細胞」から作られ、通常は、病原体などの異物に結合し、免疫システムが異物を処理する手助けをします。

アバスチンは、遺伝子工学の力を借りて大量に作られて製品化されました。免疫反応を利用しているので、免疫療法剤の一種といえなくもない。しかし通常は、分子標的薬と呼ばれています。

さてアバスチンは、抗がん剤と併用することが厚生労働省により義務づけられています。比較試験において、抗がん剤との併用群で延命効果が見られたというのが理由です。その試験結果を図5に示します（N Engl J Med 2004;350:2335）。

この図を見ると、アバスチン投与群の生存率は、非投与群のそれを上回っています。しかし、曲線の形は直線ないし、わずかですが、上方に向かって湾曲して凸形になっています。このことから、追跡調査が不十分であったこと、死んでいる患者を「生きている」と扱っていることが分かります。なお、縦棒が見られないのは、論文作成者が省略しているからです。

アバスチンに関しては、別の比較試験が、興味深い結果を報じています。図6がそれで、アバスチン投与群の生存率は、非投与群のそれと重なるか、途中までむしろ低い傾向を示しています（Oncology 2010;78:376）。この比較試験では、アバスチン群の生存曲線は下方に向かって湾曲した形になっており、追跡調査が十分であることを示唆《しさ》しています。

このように比較試験の結果が異なるときは、二つのグループに生存率の違いがなかっ

図5　転移性大腸がん患者への比較試験結果①

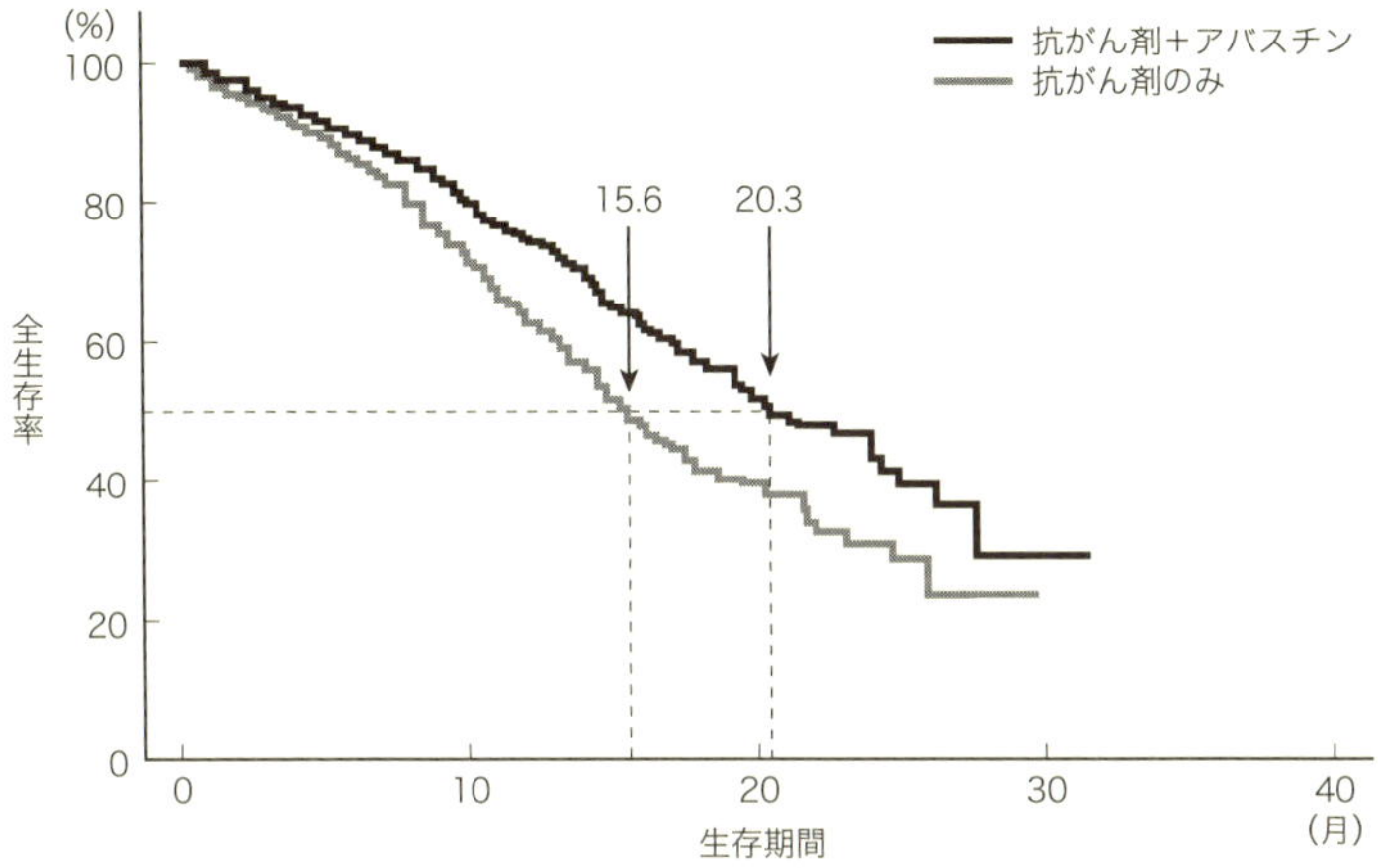

図6　転移性大腸がん患者への比較試験結果②

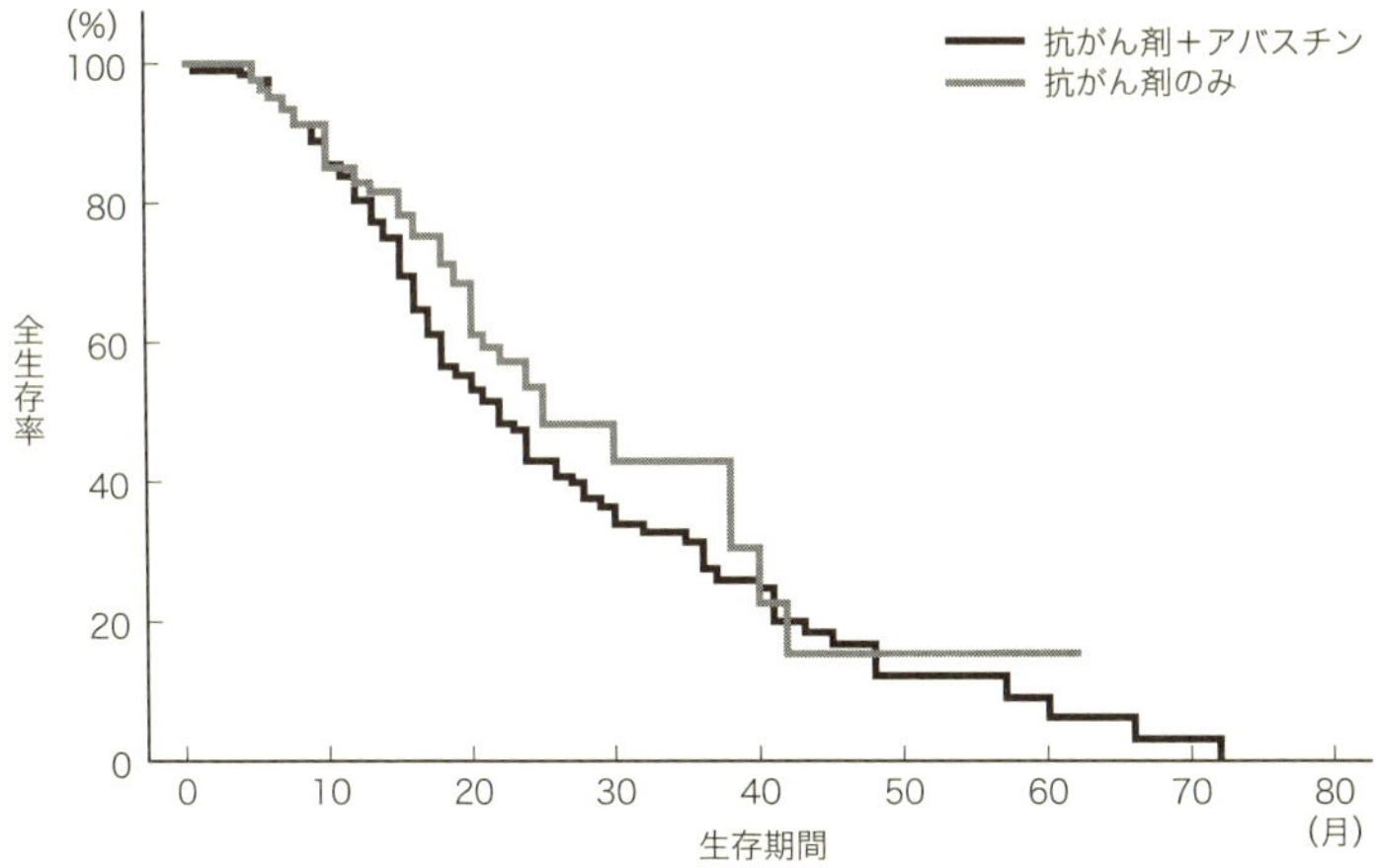

たという試験結果のほうが一般的に信頼できます。また図5の試験では、追跡調査が不十分であることが明らかなので、その点からも、図6の試験の結論（アバスチンに延命効果はない）のほうが信頼できるのです。

にもかかわらず、アバスチンの承認は取り消されず、臨床現場で使い続けられており、アバスチンの重大な毒性による死者の山を築き続けているのが現状です。

第四章　〈がん発生〉メカニズムと〈免疫〉システム

がん細胞はどのように生まれるのか

ここまで、免疫システムについて説明せずにきました。検討対象だった免疫賦活《ふかつ》剤（丸山ワクチン、クレスチン、ピシバニール）は、そもそも薬効がなかったので、免疫システムを解説する必要がなかったからです。

しかし次章では、まともな免疫療法を登場させるので、前提的知識を補充すべく、本章を設けました。がんは「がん幹《かん》細胞」が大本であること、がん細胞には「自殺装置」があることを、まず知っておきましょう（がん幹細胞については、108頁《ページ》以下参照）。

免疫システムについては、あまりに複雑・精緻《せいち》なので、ごく簡単に記述します。①免疫細胞ががん細胞を殺す場合、自殺装置を始動させていること、②免疫システムには、免疫反応を抑制する仕組みが備わっており、免疫療法が効かない大きな理由になっていることがポイントです。

まずがん細胞についてお話しします。

ヒトの正常細胞は一個の受精卵から分かれたものなので、すべての正常細胞が、受精卵と同じ遺伝子を備えています。一個の細胞の中に、二万個以上の遺伝子（のセット）

が詰まっていて、たんぱく質（タンパク）を合成する設計図になっています。遺伝子セットは同じでも、現実に（設計図として）使われている遺伝子が（臓器によって）異なるので、タンパクの種類や量が違ってきます。この違いが、臓器によって細胞の構造や機能が異なる原因です。

遺伝子の実体は、ＤＮＡという分子が鎖《くさり》状に連なったものです。普段は、二本のＤＮＡ鎖《さ》が向き合って、ラセン階段のようになっており（二本鎖ＤＮＡ）、一本の場合より安定しています。

しかし、ヒトが生きていくうちには、細胞内に種々の物質（自然放射線、大気汚染、農薬など）が入ってきて、それがＤＮＡを切断します。このとき、細胞内のＤＮＡ修復システムが、切断部分のほとんどを修復してくれます。でも中には、修復が不完全で終わるものがあり、「変異遺伝子」として残ります。変異遺伝子は、その細胞が分裂するとき、そのままの形で子孫細胞に受け継がれていき、修復されることはありません。

遺伝子が変異すると、①タンパクが作られなくなるか、②異常なタンパクが作られるか、どちらかで、いずれにしても細胞の構造や機能に影響を与えます。そして、正常細胞の中に変異遺伝子が溜《た》まっていくと、がん細胞に変わることがあるのです。

各細胞に二万個以上もある遺伝子は、どれも変異する可能性があります。それゆえ、正常細胞ががん細胞に変わるための（変異遺伝子の）組み合わせは、無数に近くなります。これが、がんの性質が一人ひとり違っている理由です。

ほとんどのケースでは、変異遺伝子が複数生じたときに、がん細胞に変わります。しかし希《まれ》に、変異遺伝子が一個生じただけでがん細胞に変わることがあり、慢性骨髄性白血病はそのケースです。最近では、肺がんのごく一部にもそういうケースがあることが判明しました。

他方、すべての変異遺伝子ががん化に関係するわけではありません。がん化に結びつかない変異のほうがずっと多いのです。それゆえ、一見正常に見える細胞には、がん化に関係する変異遺伝子と、関係しない変異遺伝子が溜まっており、それらに対応する変異タンパクが細胞中にあることになります。

この、正常細胞にも変異タンパクが存在するということが、免疫システムががん細胞の排除に熱心でない理由になっているはずです（後述、126頁）。

がん発生のメカニズムと「幹細胞」

正常細胞ががん細胞に変わる、と述べましたが、「正常の幹細胞」が「がん幹細胞」

に変わると考えるのが妥当なようです。正常組織にもがん組織にも、幹細胞があるのです。

幹細胞というのは分裂して、①それまでと同じ幹細胞を二個生み出す「自己複製能」と、②分化度の異なる細胞を次々生み出す「多分化能」という、二つの性質を備えた細胞のことです。

正常な幹細胞にはいろいろな種類があり、ノーベル賞を受賞した山中伸弥《やまなかしんや》教授の「iPS細胞」(誘導多能性幹細胞)もその一つです。iPS細胞の重大問題として、作製する際にがん細胞が生じることが知られています。このことは、がんと幹細胞とが切っても切れない関係にあることを示しています。

がん幹細胞に関しては、大腸、前立腺《ぜんりつせん》、乳腺《にゅうせん》など、種々の臓器に発生する固形がんで、その存在が知られています。これら臓器に存在する正常の幹細胞が、がん幹細胞に変わり、その後、がん幹細胞が分裂を重ねて、その他大勢のがん細胞を生みだしていくと考えられます。

ただし、細胞はあまりに小さいので、正常幹細胞ががん幹細胞に変わる瞬間は観察できません。仮に、生きているヒトの体内を連続的に観察することができたとしても、①細胞の大きさは一ミリの一〇〇分の一程度であること、②無数に存在する正常幹細胞の中からがん幹細胞が誕生すること、③そもそも正常幹細胞が、その他大勢の正常細胞と形の上で区別できないことから、砂浜に落ちた一粒のゴマを見つけるより困難なのです。したがって、これまで述べてきたことには多少の推測が入っているわけですが、現存データからは、発がんのメカニズムとして最も合理的と考えられます。

がん細胞はどのように死ぬのか

次に、がん細胞の死滅について考えます。免疫システムががん細胞を殺すとして、その場合、どのようなメカニズムが働くのでしょうか。これに関しては、正常細胞が死滅するメカニズムが参考になります。

実はヒトの体には、細胞の死滅が運命づけられている組織があります。気管支や消化管の上皮《じょうひ》細胞がそれです。こうした体内の上皮細胞は、一週間前後でそっくり入れ替わります。古い細胞が死滅して、新しい細胞に置き換わるのです。体の外側の上皮細胞も、一定期間内にそっくり入れ替わっており、皮膚のアカは死滅した細胞のカスなのです。

他方でヒトの発生にも、細胞の死滅は欠かせません。たとえばヒトの手は、胎児のとき最初は（指が分かれていない）キャッチャー・ミットのような形をしています。それが、いつの間にか、指と指の間に相当する部分の組織が消失し、五本の指に分かれるのです。オタマジャクシがカエルになるときに尻尾《しっぽ》が消失するのも、細胞が自然に死滅するからです。

このような細胞死滅は「アポトーシス」と呼ばれます。アポトーシスは、木の葉が枯れて落下することにヒントを得て、ギリシャ語の「落ちる」から造られた言葉です。動植物はアポトーシスがないと、うまく成長できないし、生命活動も営めません。多くの組織の細胞は、個体全体を生かすために、適切な時点で死滅することを運命づけられているのです。アポトーシスは管理された細胞死であり、プログラムされた自殺といえます。

ただプログラムといっても、書かれたものが存在するわけではない。各細胞にそなわった遺伝子セットの中には、タンパク合成に使われている遺伝子と、使われていない遺伝子があることを前述しました。それら（使用・不使用）遺伝子の組み合わせによって、その細胞が将来自殺するかどうか、自殺するとしていつなのかが規定されているのです。パソコンの内部を覗《のぞ》いても、プログラムに相当するものは何も見当たらないけれども、パソコンでいろいろなことができるのに似ているといえるでしょう。

これに対し、アポトーシスが開始され、自殺過程が進行するメカニズムは分かっています。酵素《こうそ》（タンパク）の一種である「カスパーゼ」が主役を演じており、カスパーゼが活性化されると、連鎖反応が生じて、その細胞はアポトーシスに陥るのです。

カスパーゼが活性化されると、その細胞は死滅してしまうので、普段はカスパーゼが勝手に働き出さないように調節・管理されています。そして、細胞にとって（ひいて個体にとって）必要なときに、カスパーゼを活性化するスイッチが入るのです（ここでは「カスパーゼ・スイッチ」と呼んでおきます）。一度スイッチが「オン」になってカスパーゼが働きだすと、アポトーシスを途中で止めることができないので、「オフ」ボタンのないスイッチといえます。

すべての正常細胞がカスパーゼ・スイッチを備えており、スイッチを入れる仕組みは細胞の表面と内部にあります。たとえば免疫細胞が正常細胞を（誤って）異物だと認識すると、特殊な物質を正常細胞に向かって放出し、これがスイッチを「オン」にします。

他方、正常細胞にウイルスが感染した場合にカスパーゼが働きだすのも、細胞内のスイッチが「オン」になる一例です。カスパーゼ・スイッチを入れるきっかけとして、抗がん剤、ホルモン、毒物などがあります。

以上は正常細胞の話でしたが、がん細胞でも同じです。がん細胞は正常細胞から分かれたものなので、正常細胞の遺伝子セットを受け継いでおり、細胞の構造と機能をほぼ同じくします。それでがん細胞は、カスパーゼ・スイッチを備えているのです。

がん細胞は（その発生初期から）アポトーシスに陥りやすいようです。正常細胞ががん細胞に変わるのは、遺伝子に変異が生じているためなので、遺伝子とタンパクからなる（情報伝達）ネットワークが不安定になっていて、カスパーゼ・スイッチが入りやすいと考えられるのです。

アポトーシスによる細胞死は、いわば「きれいな」死に方です。アポトーシスを起こした細胞は崩壊し、その死骸《しがい》を（清掃人の役割をする）「貪食《どんしょく》細胞」が始末するので、後に痕跡《こんせき》を残さないのです。

アポトーシスによらない死に方もあります。細胞周囲の環境が悪化して、細胞が（まだ生き続けたいと思っても）生きていけなくなると、「ネクローシス」（壊死《えし》）が生じます。たとえば火傷《やけど》や凍傷《とうしょう》を負うと、組織が崩れてジクジクしてきますが、これがネクローシスです。

がんの場合には、ネクローシスがよく生じます。がん腫瘤《しゅりゅう》が急に大きくなると、血液の補給が（ひいて酸素や栄養分の補給が）間に合わず、酸素不足・栄養不足により、がん細胞がいわば強制的に死滅させられます。

たとえば肺がんでネクローシスが生じると、腫瘍の中央が崩れて空洞ができ、細胞の死骸が（膿《うみ》のように）たまってきます。胃がんでは、腫瘍の中央に潰瘍《かいよう》ができて、阿蘇《あそ》山《さん》とその火口のような形になることがあります。ネクローシスはいわば「細胞の他殺」であり、「きたない」死に方といえます。

がんを死滅させる自殺プログラム

話をアポトーシスに戻しましょう。

前述したがんの自然退縮《しぜんたいしゅく》も、アポトーシスが関係します。がんが自然に退縮するのは、がん細胞が痩《や》せ細るのでも、ネクローシスに陥るのでもなく、アポトーシスによって死滅するからです。

カスパーゼ・スイッチを「オン」にすることができる物質や現象は、どれも自然退縮の原因（きっかけ）になりえます。原因として、体内ホルモン状態の変化、炎症（感染症）、免疫などが挙げられるのは、この意味で妥当です。

精神活動（瞑想《めいそう》や気功《きこう》など）はどうか。一部の人たちは、瞑想が自然退縮のきっかけになると考えているようです（実際、気功をとりいれているがん治療医もいる）。しかし、カスパーゼ・スイッチを入れるためには、何らかの物質が必要です。頭の中で瞑想したり、気を発する（その具体的方法は不明ですが）だけで、離れた部位にあるがん細胞内で何らかの物質が生まれたり、働きだしたりすることは考えにくいといえます。

ところで自然退縮では、初発病巣《しょはつびょうそう》と転移病巣の両方が一度に、しかも同時期に退縮するケースが多々あります。これはどう考えるのでしょうか。

参考になるのは、オタマジャクシの尻尾や、胎児の指間部分が一斉に死滅する現象です。これらは、すべての細胞が一定時期に死滅する、つまりカスパーゼ・スイッチが一斉に「オン」になる「自殺プログラム」があることを意味しています。

あたかも一定時期に時限爆弾が炸裂《さくれつ》するように、ある時点で自殺プログラムが一斉に働いて、すべての細胞がアポトーシスに陥るのです。とすれば、正常細胞から分かれたがん細胞に、こうした時限装置的な自殺プログラムを受け継いだものがあってもよいのではないか。

特に乳児の神経芽細胞腫《しんけいがさいぼうしゅ》は、アポトーシスが生じやすい、胎児からヒトへの移行期に発生するので、胎児細胞の時限装置的プログラムを引き継ぎやすいと考えられます。そして、がん幹細胞が時限プログラムを受け継いでいれば、幹細胞から分かれたすべての細胞が同じプログラムを備えることになるし、転移病巣の細胞も、同じプログラムを備えることになる。こうして、初発病巣でも転移病巣でも、一定時期に時限装置が働いて、アポトーシスに陥り、一斉に自然退縮すると考えられるのです。

とすると成人の「本物のがん」(胃がん、肺がんなどの固形がんで他の臓器への転移があるケース)の場合にも、同じように考えることができそうです。成人の固形がんでも、確率は低くなるでしょうが、がん幹細胞が(時限装置つき)自殺プログラムを備えている場合があるはずです。その幹細胞から派生した初発病巣や転移病巣の細胞すべてが、同じ時限プログラムを受け継ぐことになるので、初発病巣と転移病巣が同時期に退縮を始めることになるのでしょう。

では、他臓器転移がない「がんもどき」はどうか。がんによる症状がない、検査発見がんには、がんもどきが多く、自然退縮もしばしば見られるのでした(41頁)。がんもどきは転移できないので、かぎりなく正常細胞に近い性質を持つといえます。

他方、がんもどきが発生する(消化管、気管支、生殖器、泌尿器、皮膚などの)上皮細胞は、前述したように、時限装置的自殺プログラムにより、一定期間後にアポトーシスによって消滅することを運命づけられています。がんもどきは(本物のがんより)正常細胞に近いので、この時限装置的自殺プログラムを受け継ぎやすく、したがって自然退縮がよく見られるのでしょう。

以上を要するに、カスパーゼ・スイッチを「オン」にする物質や現象が、自然退縮の原因になりえます。自然退縮のすべてを免疫で説明しなくてもすむわけです。また、発生したがん細胞が死滅するという話にしても、がん幹細胞が発生してすぐにカスパーゼ・スイッチが入って自滅すると考えれば、なんでもかんでも免疫細胞を持ち出す必要はないわけです。

正しい免疫の知識を

ここまで、がん細胞の誕生と死滅について説明してきました。次は免疫との関係ですが、免疫の主目的は、細菌やウイルスなど病原体の監視と撲滅《ぼくめつ》にあるので、その仕組みを知る必要があります。

病原体に対する免疫の監視システムは二段構えになっています。最前線には、病原体が体に侵入すると同時に、それを認識し撲滅しようとする「貪食細胞」「NK細胞」(ナチュラルキラー細胞)などの免疫細胞がいます。

たとえば貪食細胞は、侵入してきた病原体を外敵ないし異物と認識すると、これを飲み込み消化してしまいます。ただし貪食細胞が認識できるのは、病原体が正常細胞の外にいる場合だけなので、ウイルスのように正常細胞の中に潜り込んでしまうと無力です。

これに対しＮＫ細胞は、違う働き方をします。ウイルスが気管支や消化管の細胞内に入って増殖を始めると、細胞自身のタンパク合成に影響を与えます。その際、もし「ＨＬＡ」（ヒト白血球型抗原）という（細胞の表面にある）タンパクの合成が減ると、ＮＫ細胞はその細胞を異物だと認識することになります。そしてＮＫ細胞は、特殊な物質を吹きつけてアポトーシスを起こさせ、細胞もろともウイルスを死滅させるのです。

これら最前線の免疫監視システムは、病原体に対し即座に対応できるので、病原体が増殖して猛威を振るう前に撲滅することができます。しかし完璧《かんぺき》ではないので、病原体が監視の目をすり抜けて増殖してしまう結果、カゼのような感染症が発症します。

最前線で免疫細胞が働いている間、最終ラインに位置する免疫細胞が急ピッチで戦闘準備に入ります。その中心となるのはリンパ球の「Ｂ細胞」と「Ｔ細胞」で、それらが分裂を繰り返して仲間を増やすことが戦闘準備です。リンパ球の数が十分増えるのには通常、数日ほどかかるので、その間、貪食細胞やＮＫ細胞で時間稼ぎをしているわけです。

このうちB細胞は、「抗体」をつくる工場です。病原体のような異物を「抗原」と呼び、抗原にピタリと結合できるタンパクを「抗体」といいます。分子標的薬の中に、抗原・抗体反応を利用するものがあることを前章でお話ししました。

抗原と抗体の関係は、鋳型《いがた》とそれからつくられる鋳物《いもの》に似ています。たとえば鉄瓶《てつびん》の鋳型には、鉄なべはピッタリはまらず、同じ鉄瓶でも、大きさが違えば鋳型に合わないように、抗原に結合できる抗体は決まっているのです。

ところで抗体はタンパクなので、アミノ酸が連なってできています。アミノ酸が少しでも異なると、タンパクの空間的な構造ないし形が変わります。そのため、ある抗原とピッタリ結合できる抗体は、そのアミノ酸配列の一個を（他のアミノ酸と）取り替えただけで、結合できなくなったりします。

世の中には、抗原になりうる病原体などの異物がたくさん存在しているので、ヒトは、たくさんの種類の抗体を用意しておく必要があります。他方で、一個のB細胞が生産できる抗体の種類は一つと決まっています。そのため免疫システムは、何もない平時から、異なる抗体をつくることができる、膨大な種類のB細胞を用意しています。

そして病原体が侵入してきたときに、ピタリと結合できる抗体を生産するB細胞を選び出し、これを大急ぎで分裂させて数を増やし、抗体を大量生産させるのです。

正常細胞内での攻防

では抗体はどのような働きをするのか。細菌の毒素であれば、抗体が結合しただけで、毒素としての働きを中和することができます。また、細菌自体に抗体が結合すると、免疫細胞が（細菌を）認識することが容易になるので、貪食作用も強まります。

しかし、病原体が正常細胞内に潜り込むと、抗体は無力なので、T細胞の働きが必要になります。T細胞が（病原体が潜《ひそ》む）細胞をそれと認識し、特殊な物質を吹きつけてアポトーシスを起こさせ、病原体もろとも死滅させるのです。このプロセスは、T細胞ががん細胞を殺すプロセスと同じなので、少し詳しく説明しましょう。

正常細胞内に潜り込んだウイルスや細菌などの病原体は、それぞれ独自のタンパクを生産します。それらタンパクの一部は、正常細胞内でタンパク分解酵素によって細かく切断され、「ペプチド」になります。全部で二〇種ほどある「アミノ酸」が連なったものがタンパクで、タンパクより短いものがペプチドです。

これら病原体タンパクが切断されてできたペプチドを、正常細胞は自身の表面（つまり細胞膜）上に提示（展示）します。それが、病原体がその細胞に潜んでいることの目印になるのですが、具体的な展示法は次の仕組みによります。

正常細胞は前述したように、ＨＬＡ（ヒト白血球型抗原）というタンパクを合成しています。これはペプチドを展示するための装置で、マネキン人形の手首から先を想像してください。合成された（手指のような）ＨＬＡタンパクの（掌《てのひら》に相当する部分の）上にペプチドがスポッと収まり、ＨＬＡとともに細胞表面に突き出るので、外部から接触（認識）可能になるのです。

正常細胞は一ミリの一〇〇分の一といった大きさです。その表面に無数の手指（ＨＬＡタンパク）が突き出て、ススキの穂のようにゆらゆら揺れているところを想像してみてください。気の遠くなるような精緻さです。そしてそのＨＬＡタンパク先端の（掌に相当する）部分に病原体由来のペプチドが載っていて、細胞に接触したＴ細胞がそのペプチドを異物と認識すると、細胞に攻撃を仕掛けるのです。

Ｔ細胞がペプチドを異物と認識するプロセスは、前述した、抗原と抗体が結合するプロセスとほぼ同じです。Ｔ細胞の表面には、「受容体」（レセプター）というタンパクが突き出ていて、その先端は（Ｂ細胞が生産する）抗体と似た構造になっています。

このレセプターと、正常細胞上の（ＨＬＡタンパクと）ペプチド（の複合体）とが、鋳物と鋳型のようにピタリとはまって結合すると、Ｔ細胞はその細胞に異物（病原体）

が潜んでいると認識するのです。その後は、T細胞が特殊な物質を正常細胞に吹きつけ、アポトーシスを起こさせ死滅させます。

ところで、B細胞はそれぞれが一種類の抗体を生産するだけでした。一〇〇万種類の抗体をつくるには、一〇〇万個のそれぞれ異なるB細胞が必要になります。T細胞の場合も同じで、一個のT細胞上にある（無数に近い）受容体は、すべてが特定のペプチドに対応し、それとしか結合できません。

そのため、どんな異物が侵入してきても結合できるように、受容体が異なるT細胞が無数に用意されているのです（ある一種類の受容体を持つT細胞の数は、平時には、ヒト体内に数個程度しかない。B細胞も同じ）。

そして、体内に病原体が侵入すると、免疫システムは、その病原体（のペプチド）に結合する受容体を持つT細胞を選び出し、分裂を繰り返すように指令して、T細胞の数を増やすのです。

驚くべき複雑かつ精緻な仕組み

免疫システムの仕組みは学問として本当に面白く、論文を読んでいると興味が尽きずワクワクします。ただシステムがあまりに複雑かつ精緻で、どうしたら読者にやさしく、かつ、正確に伝えられるのか、悩みながらこの章を書いています。

その中で、ぜひ伝えておきたいことの一つが、無数に近いB細胞やT細胞のそれぞれが、一つひとつが異なる種類の抗体や受容体を生み出している仕組みです。B細胞とT細胞とで、ほぼ共通した仕組みがあるので、T細胞を例にとって説明しましょう。

T細胞にある受容体（レセプター）はタンパクなので、その設計図となる遺伝子が、遺伝子セットの中に含まれています（受容体の原遺伝子）。胎児期に多数のT細胞が作られ始めるのですが、そのとき個々のT細胞の中では、原遺伝子が不規則に並び替えられます。

結果、一つひとつのT細胞は、それぞれが他のT細胞とは異なる、受容体の設計図となる遺伝子を持つことになります。したがって、その遺伝子から合成される受容体のアミノ酸配列も（他のT細胞のそれとは異なる）そのT細胞特有のものになるわけです。こうして宿主の体内には、一個一個が別の種類の受容体を持っている、無数のT細胞が用意されているので、どのような病原体が侵入してきても、（それが分解された）ペプチドにピタリと結合する受容体（を生み出すT細胞）が存在しているわけです。

B細胞の仕組みもこれとほぼ同様です。胎児期に、抗体の原遺伝子が不規則に並べ替えられて、無数のB細胞が生まれます。結果、それぞれのB細胞が（そのB細胞だけにしかない）特有な抗体を生産するわけです。

それでもがんにはほとんど無力

以上が、病原体から人体を防衛するための免疫システムの仕組みです。では、がんに対しては、免疫システムにはどのような役割が与えられているのでしょうか。

結論からいうと、がんに対抗する手段としては、免疫システムは無力に近いようです。ただ、まったく無力かというと、そうでもないのが、免疫システムの不思議なところです。免疫システムの最前線にいる「NK細胞」（ナチュラルキラー細胞）のことを考えてみましょう。

外から侵入した病原体を真っ先に認識し撲滅をはかるのはNK細胞です。それゆえ、誕生したばかりのがん細胞をも、真っ先に退治している可能性は否定できません。NK細胞は、相手となる細胞表面のHLAタンパクが少ない場合に、それを異物と認識します。したがって、誕生したがん細胞の表面にあるHLAタンパクが少なかった場合、NK細胞はそのことを認識して、がん細胞にアポトーシスを起こさせる可能性があるのです。

しかしがんが育って、がん腫瘤が発見された場合、細胞表面のHLAタンパクが少なくなっていることが多々あります。それなのに、その大きさまで育ったことから、NK細胞の（がん細胞）殺傷効果はそう高くないと考えられます。増殖速度の速い病原体とは異なり、がん細胞の分裂速度は相当ゆっくりなので、もしNK細胞の殺傷効果が高ければ、それらを皆殺しにでき、腫瘤にまで育つはずがないからです。

NK細胞に期待できないとなると、がん細胞を殺傷する役目は、主としてT細胞が果たすべきことになる。T細胞ががん細胞を「異物」と認識すれば、特殊な物質を吹きつけてアポトーシスに陥らせることができるからです。

ただ、がん細胞を異物と認識することが難しい。がん細胞は正常細胞から分かれたものなので、構造や機能がほぼ共通しているからです。がん細胞は「異物」でも「非自己」でもなく、「自己」の一部です。免疫システムの主目的は「異物」や「非自己」を認識して排除することなので、はたしてT細胞ががん細胞を認識できるかどうか、根本的な疑問があるのです。

実際にも、がん細胞が増殖して、宿主を殺すことができる大きさにまで育ったということは、T細胞が働かなかったことを意味します。日本人の死因の三分の一をがんが占めるということは、免疫システムが無力である何よりの証拠ではないでしょうか。

なぜ免疫システムはがんを殺せないのか

別の方面から検討してみましょう。細胞がん化の原因である「遺伝子変異」と免疫との関係を考えてみるのです。

正常細胞の遺伝子（二本鎖DNA）が、①自然放射線、大気汚染、農薬などの影響で切断されること、②切断部が完全に修復されないと、「変異遺伝子」として細胞に残り、子孫の細胞に受け継がれていくことは前述しました。そして、③同一の細胞内に変異遺伝子が幾つか溜まって、ある組み合わせができあがると、がん細胞に変わるわけです。

このときがん細胞内には、変異遺伝子を設計図とする「変異タンパク」が生じます。この変異タンパクは、酵素によって切断されてペプチドになり（変異ペプチド）、HLAと変異ペプチドは合体して細胞表面上に提示されます。変異ペプチドは、それまで宿主には存在しなかったので、T細胞にとっては「非自己」です。

となると、変異ペプチド（非自己）と結合できる受容体を持つT細胞が、そのがん細胞を異物と認識して攻撃し、アポトーシスに陥れてもよさそうです。しかし実際には、ヒトに発見されるがん細胞は、すべて変異ペプチドを持っているので、変異ペプチドがあってもT細胞が殺せなかったことは明らかです。

どうして変異ペプチドがあるのに、T細胞はがん細胞を殺せないのか。これが、がん免疫療法の鍵《かぎ》を握ると思われるので、その理由を検討してみましょう。

理由の一つは、もし免疫システムがものすごく鋭敏だと、不都合が生じるからでしょう。つまり、「自己タンパク」ないし「自己ペプチド」にわずかでも変異があるとき、これを「非自己」と認識して攻撃すると、その細胞は死滅します。

変異遺伝子は時の経過とともに正常細胞にも溜まっていきます。成人となったヒトの体内では、ほとんどの正常細胞が変異遺伝子を溜め込んでいると考えられるのです。その場合に、T細胞が変異ペプチドを持つ細胞をいちいち殺傷していくと、正常細胞はすべて死滅させられ、ヒト自体が滅んでしまうでしょう。

したがって免疫システムは、その宿主であるヒトを滅ぼさない程度に鈍感でなければならないのです。他方で、体外から侵入する病原体に対しては、それらを滅ぼすことができる程度に鋭敏でなければならない。免疫システムには、絶妙なバランス感覚が要求されているといえます。

そこで、このバランスを崩してやれば、がん免疫療法が成功する可能性があることになります。そのためには、相当な工夫が必要でしょう。前述した丸山ワクチンやクレスチンのような免疫賦活剤は、ある物質をポンと投与するだけの単純作業で、何ら創意工夫が見られなかったのが、不成功の理由でしょう。

がん細胞を殺せば人類も誕生しなくなる？

T細胞ががん細胞を殺せない別の理由を考えてみましょう。

実はT細胞にはいくつものタイプがあります。これまで紹介してきた、がん細胞や病原体が感染した正常細胞を殺傷するT細胞は、「キラー細胞」とか「細胞傷害性T細胞」と呼ばれます（以下では「兵隊リンパ球」とします）。別のタイプのT細胞として、免疫反応を抑制する「制御性T細胞」もあります（以下では「火消しリンパ球」とします）。

火消しリンパ球は形の上では、兵隊リンパ球と見分けがつきません。そのため当初は、その存在が知られておらず、やがて実在することが判明しました。火消しリンパ球は種々の物質を分泌するなどして、周辺の兵隊リンパ球の働きを抑制し、免疫システムのバランスをとっています。

「自己免疫疾患」という病気があります。手足の関節が痛み変形してくる「関節リウマチ」がその例ですが、生命にかかわるものとしては「1型糖尿病」があります。膵《すい》臓の、インスリンというホルモンをつくる「ベータ細胞」が破壊されてしまうため、インスリンが分泌されず、血糖値を下げることができなくなり、インスリンを打たないと患者は亡くなります。

この1型糖尿病が生じる原因（の一つ）として、兵隊リンパ球が膵臓ベータ細胞（のペプチド）を異物と認識して、ベータ細胞を破壊するプロセスが想定されています。その場合、兵隊リンパ球が働きだすきっかけは、火消しリンパ球の活動性が低下することにあるらしいのです。

ヒトが生命活動を営む上で、火消しリンパ球を含む、免疫反応を抑制する仕組みは重要な働きをしています。免疫反応が適切に制御されないと、①1型糖尿病のように自己免疫疾患によってヒト自身を滅ぼすことも、②ヒトが誕生できなくなることもあります。後者について説明しましょう。

ヒトが誕生するには、父親の精子と母親の卵子が出会うことが必要です。当たり前に見えるこの出会いに、免疫抑制が重要な働きをしているのです。

つまり性交時、膣内《ちつない》に射精された多数の精子は、膣から子宮腔内《しきゅうくうない》へ、そして卵管内へと旅を続けて卵子と出会い、卵子の中に精子が潜り込んで、受精卵となります。うまくいくのが当然のように見える精子の旅ですが、実は女性の体にとって精子は異物なのです。

したがって、子宮や卵管内にあるT細胞が精子を「非自己」であると認識する可能性があります。もしそうなれば、精子は死滅させられ、人類が存続することもなかったはずです。

そうなる事態を避けるために、精液中にあるタンパクなどが、女性体内の免疫反応を抑制すると言われています。精液中の物質に刺激されて、子宮や卵管内に火消しリンパ球が動員され、T細胞の働きを抑えるらしいのです（Biol Reprod 2009;80:1036）。

もしこの仕組みがうまく働かないと、精子は死滅してしまうので、女性は妊娠できません。このような精子に対する（女性の側の）免疫システムの拒絶反応が、不妊症原因の一部を占めていると考えられています。

さて、無事に受精卵となったあと、それが分裂を重ねて胎児になって成長していく際にも、火消しリンパ球が関係します。前提として、①胎児は子宮内で、胎盤を通じて酸素や栄養分を母体からもらう、②胎盤は、胎児のヘソの緒とつながっており、胎児組織の一部であることを確認しておきましょう。

他方で、③胎児の遺伝子は、半分が母親に、残りの半分が父親に由来する、④したがって（胎児の一部である）胎盤細胞中には、母親が有していないタンパクが含まれており、それがペプチドとなって胎盤細胞の表面に提示されています。

つまり胎児および胎盤は、母体からみると半分は異物なのです。たとえば胎児が男性だと、男性だけが持つ「Y染色体」を母体の組織は有していない。したがって、Y染色体中の遺伝子からつくられるタンパクは、母親からみると「非自己」に当たります。とすれば、母親のT細胞が胎盤を攻撃し、胎児は流産という形で消滅してしまうはずなのです。

ところが胎盤が排除されず、男児が無事生まれてくるのは、母親の胎内で免疫を抑制する仕組みが働いているからです。この仕組みの中心に火消しリンパ球がいて、兵隊リンパ球の働きを抑えていると考えられています。

以上から、免疫システムは「非自己」であっても、ヒトの存続に必要な場合には、攻撃を仕掛けないようにしていることが分かります。その主役が火消しリンパ球です。がんに話を戻します。

「胎盤の異物性」と「がんの自然退縮」の関係

実は、がんの場合にも火消しリンパ球が働いて、それで兵隊リンパ球ががん細胞を殺せないようなのです。免疫療法のやり方をいろいろ工夫しても、なかなかうまくいかないのは、この免疫反応を抑制する仕組みに原因（の一つ）があるようです。このことについては章を改めてお話しすることにしますが、ここで一点だけ追加しておきましょう。

それは、胎盤の異物性と、がんの自然退縮の関係についてです。第一章で、がんの自然退縮が比較的よく認められる四つのがん種の一つに、子宮絨毛《じゅうもう》がんがあるとお話ししました。これは妊娠をきっかけとして生じるがんで、胎盤にある絨毛ががん化したものです。

したがって絨毛がんは、その宿主たる母体にとって、異物ないし「非自己」に当たります。そのため免疫システムが作動しやすく、自然退縮がしばしば認められたのではないかと思われるのです。

子宮絨毛がんは現在、抗がん剤によって治療されるので、自然退縮を見る機会はありません。が、抗がん剤治療がよく効き、患者たちの九割が治癒します。抗がん剤には延命効果もないという固形がんの例外に当たるわけです。抗がん剤で治りやすい理由の一つは、この宿主にとっての異物性にあるのではないかと見ています。

つまり、抗がん剤でがん細胞の数を減らすと、それまで（絨毛がんとの関係で）劣勢に立たされていた免疫システムが優勢になって、残った絨毛がん細胞を（異物だとして）死滅に導くのではないかと思われるのです。

第五章　〈本当の免疫療法〉は命がけ

日本の免疫療法とは似て非なるもの

前述した丸山ワクチンなど免疫賦活《ふかつ》剤は、アイデアが単純で、結果は不良でした。しかし、近時の免疫療法の中には、いろいろな工夫を重ね、印象的な結果を出しているものがあります。本章では、そういう免疫療法を紹介するのですが、もし読者が本章だけ読んで、先を読まずにすますと、大きな誤解を抱えることになるでしょう。ここで紹介するのは、かなり特殊な方法だからです。日本で免疫療法と称して行われているサギ療法とは、似て非なるものなのです。

そこで本章の結論を先に提示しておきます。

第一に、がんが免疫療法で治ることはあります。が、実際には、悪性黒色腫《こくしょくしゅ》（メラノーマ）という皮膚がんに限られます。

第二には、メラノーマのすべてが治るのではなく、そのごく一部が治るだけです。

第三に、治すための免疫療法は、副作用や毒性がとても強く、治療が原因で死ぬ人も出てきます。また、とても強力な抗がん剤治療を併用することもあり、副作用や毒性はさらに強くなります。そのためでしょう、日本では行われていません。

「インターフェロン」は受ける価値なし

本章の主人公は、第一章で登場した外科医・ローゼンバーグです。彼は研修医時代に胃がんが自然退縮《しぜんたいしゅく》したケースを経験し、米国国立がん研究所に移って免疫療法に取り組み始めました。

ローゼンバーグは「サイトカイン」に目をつけました。サイトカインは、細胞でつくられて分泌されるタンパクで、周囲の細胞に情報を伝えます。つまり、サイトカインを受け取った細胞に、その細胞の機能を強めろとか、弱めろという指示を与えるのです。サイトカインには多くの種類があり、各細胞がサイトカインを出し合い、受け取り合うことによって、体の機能の統合・調節が図られています。

サイトカインで有名なのは「インターフェロン」でしょう。インフルエンザにかかると熱が出ます。このとき、ウイルスが熱を出している、と多くの方が思っているようですが、違います。実際には人体の細胞がインターフェロンその他のサイトカインを分泌し、発熱や関節痛の原因となっているのです。体温が高くなるとウイルスの働きがにぶり、そのため免疫細胞の働きがよくなり、ウイルスを早く撃退できるからです。

したがって、インフルエンザを含めたカゼ（インフルエンザもカゼの一種です）で熱が出たとき、それを薬で下げてはいけません。解熱剤のせいで免疫細胞の働きが落ち、ウイルスが勢力を盛り返し、病悩期間がかえって長くなります。

また、脳組織が未発達である子どもでは、解熱剤を投与したため種々のサイトカインが多量に分泌され（サイトカインの嵐、「サイトカイン・ストーム」）、脳組織がダメージを受け、永続的な脳障害が残ることがあります。インフルエンザ脳症と呼ばれるもののほとんどは、解熱剤のせいなのです。したがって、なるべく熱を下げずに我慢して、どうしても熱を下げたい場合には、ぬる目の風呂につかるなど、物理的手段で下げるようにしましょう。閑話休題。

米国ではこのインターフェロンの投与が、手術後のメラノーマ患者に対する治療法としてＦＤＡ（食品医薬品局。米国の政府機関）により承認されています。その承認根拠は、治癒したケースが見られたとか、生存期間が延長したとかではなく、メラノーマが増大するまでの期間を延ばしたということです。

ところが比較試験をしてみると、インターフェロン投与群と非投与群とで生存率は変わらなかった（Lancet 2008;372:117）。もしインターフェロン投与によって、本当に増大するまでの期間が延びたとすると、投与群の生存率は上がらなければおかしい。それなのに生存率が変わらなかったのは、投与群は毒性のため寿命を縮めたのだと考えられます。

実際、インターフェロンには、副作用や毒性が多々見られます。間質性《かんしつせい》肺炎などの重篤《じゅうとく》な合併症が出て死亡する人や、うつになって自殺する人もいるのです。

こうしてみると、インターフェロンと従来の（狭義の）抗がん剤には共通点がいろいろあります。①投与しても再発する、②外来で施行可能、③毒性があり、死ぬこともある、④寿命は延びない、などです。

これらの共通性から、インターフェロンは狭義の抗がん剤の一種と捉《とら》えるのが妥当であり、治療を受ける価値はないと考えます。

副作用は強いが効果ありの「インターロイキン2」

ローゼンバーグが着目したのは「インターロイキン2」というサイトカインです。リンパ球の一種である「T細胞」の成熟をうながす機能があり、以前は「T細胞成長因子」と呼ばれていました。

前章では、「T細胞」の中の「兵隊リンパ球」（キラー細胞）に、がん細胞を殺す能力があることをお話ししました。だとすると、がんをやっつけるためには、T細胞の働きを活性化させればよいのではないか、とローゼンバーグは考えたのです。折から発展してきた遺伝子工学によって、インターロイキン2が大量生産され、治療に使えるようになっていました。

ローゼンバーグらは、臓器への転移があって治ることはないと判断された肺がん、大腸がんなど、いろいろな種類の固形がん患者（その多くは抗がん剤で治療されてきた）四一人を対象として、インターロイキン2を投与する臨床試験（人体実験）を始めました。――結果、四一人中、「部分反応」を二人に認めました（Cancer 1986;58:2764）。

部分反応というのは、腫瘍《しゅよう》が縮小したという意味です。腫瘍径が（治療前に比し）三割縮小したら、「部分反応あり」と判定します。従来（狭義の）抗がん剤でよく使われてきた判定基準です。日本では「有効」と訳されることがありますが、腫瘍が縮小しても（抗がん剤の毒性により）命が縮むことがあるので、縮んだだけでは効いたとはいえず、「有効」と訳すのは間違いです。

免疫療法の場合も、狭義の抗がん剤と同じく、がん細胞を殺すことによって（治癒や延命という）治療効果を得ることを目指しています。したがって、腫瘍が縮小することが（治療効果を得る上で）必要になります。

では、インターロイキン2を投与した四一人中、「部分反応」を二人に認めたことをどう評価するのか。計算すると五パーセント以下という極めて低い率です。狭義の抗がん剤の場合には、一〇パーセントから二〇パーセント程度なので、それよりも低率です。

ただこの二人には、共通する特徴がありました。原病はメラノーマで、それが肺に転移していたケースだったのです。メラノーマ患者は九人おり、そのうち二人が部分反応なので、率は二〇パーセント以上となり、抗がん剤と比べても遜色《そんしょく》ありません。

そこでローゼンバーグらは、インターロイキン2を増量してみることにしました（高用量インターロイキン2療法）。すると少数ではありますが、「完全反応」が認められるようになったのです。

固形がんの場合の完全反応は、がん細胞がゼロになったという意味ではありません。がんが検査で見つからなくなると、完全反応と判定するのです。たとえば、がん腫瘤《しゅりゅう》が一ミリの大きさになると、どんな検査法でも発見することができないので、完全反応と判定されます。しかし、がん細胞は極めて小さいので、その一ミリの腫瘤の中に一〇〇万個のがん細胞が詰まっています。

固形がんがさらに縮小して、一ミリの一〇分の一の大きさになっても、なお一〇〇〇個のがん細胞が残っています。そのため従来、抗がん剤治療で完全反応が得られても、固形がんは必ず再発してきました。

したがって、高用量インターロイキン2療法でメラノーマに完全反応が見られたといっても、いつか必ず再発してくるだろうと考えられていました。ところが、高用量インターロイキン2療法で完全反応になった場合、再発してこないケースが多々見られるようになったのです。

日本ではメラノーマに保険適用なし

ローゼンバーグらが高用量インターロイキン2を投与したメラノーマ患者では、三三人（投与者の六・六パーセント）に完全反応が認められています。これは従来の、抗がん剤による完全反応率と比べ、かなり高い率だといえます。

そして完全反応が得られたケースでは、その状態は長く持続します。完全反応の三三人中、二七人が完全反応状態を続けているのです（八二パーセント）。持続期間は三九〜一四八ヵ月にもなります（Ann Surg 1998;228:307）。固形がんにおける（狭義の）抗がん剤の経験に照らすと、大部分の人がこれほど長く完全反応状態を続けるのは驚くべきことです。

これらのケースは、「治癒した」と考えてよさそうです。ただしローゼンバーグ自身は、「治癒したかもしれない」と控えめに語っています。さらに長期間の後に再発してくる可能性が（わずかであっても）残っているからです。本書で「治癒」という言葉を使うときにも、再発の可能性を全否定しているのではないことにご注意ください。

これに対し、部分反応しか得られなかったメラノーマは、必ずといっていいほど再発します。完全反応が見られた場合にのみ、長くその状態にとどまり、治癒することが期待できるのです。

高用量インターロイキン2療法には、負の側面もあります。悪寒《おかん》、吐き気、下痢、肝機能障害、乏尿《ぼうにょう》、肺浮腫《ふしゅ》、呼吸困難、低血圧、昏睡《こんすい》などの副作用がよく生じ、死亡することもあるのです。そのため投与中は入院させて、全身状態をチェックし、異常があれば適切な処置をする必要があります。

メラノーマに対する高用量インターロイキン2療法は、米国ではFDAによって承認され、健康保険が適用されます。しかし日本では、強い副作用があるため使いにくいと（医者や製薬会社に）嫌われたのでしょう、誰も薬としての承認を求めず、したがって今もメラノーマに健康保険の適用はなく、患者に投与できないままになっています。その一方で、無意味・有害な抗がん剤が広く使われているのと好対照をなします。

【高用量インターロイキン2療法のまとめ】

●他臓器に転移しているメラノーマが対象
●完全反応率は一〇パーセント未満
●完全反応が見られた場合、その多くは再発してこない（おそらく治癒）
●部分反応は必ず再発してくる
●副作用が強く、死ぬこともある
●全身管理した上で投与するので、入院が必要
●米国ではメラノーマに対し保険適用
●日本ではメラノーマに対する承認はない

日本での「ＬＡＫ療法」はインチキ

ローゼンバーグらは、高用量インターロイキン２療法の研究を続ける一方、免疫細胞を使った治療にも乗り出しました。それが「リンフォカイン活性化キラー細胞療法」で

す。英語の頭文字をとって「LAK療法」とも呼ばれます。

ここで「キラー細胞」というのは、「ナチュラルキラー細胞」（NK細胞）や「細胞傷害性T細胞」（兵隊リンパ球）などの特定の細胞ではなく、それら（インターロイキン2によって活性化される）細胞を総合した呼び名と考えておけばいいでしょう。他方、リンフォカインという名称は、サイトカインという呼び名にとって代わられています。ただ今でも、LAK療法にその名を残しているわけです。

LAK療法では、患者のリンパ球を体外に取り出し、これをインターロイキン2とともに培養します。すると、キラー細胞のがん細胞殺傷効果が増大するので、それを患者体内に静注（静脈注射）して戻します。いったん取り出したリンパ球を戻すので、「養子免疫療法」とも呼ばれています。

ローゼンバーグらのLAK療法は、単独ではなく、前述した高用量インターロイキン2療法を併用します。この際、手順が大事で、高用量インターロイキン2療法から始めます。前述したように、高用量インターロイキン2療法は副作用が強いので、全身管理のために入院が必要です。

日本で（種々の固形がんに対する）LAK療法を受けようとする場合、それらすべてがインチキですが、それが理解できるよう、ローゼンバーグらの手順を箇条書きにしてみます。

【LAK療法（リンフォカイン活性化キラー細胞療法）の手順】

●全身管理のため入院する
●高用量インターロイキン2療法を八時間おきに、連続五日間行う
●二日間休む
●リンパ球を体外に取り出し、インターロイキン2とともに培養する
●培養が終わったリンパ球を連続して五日間、静注して体内に戻す
●それと並行して、高用量のインターロイキン2を八時間おきに投与する

ローゼンバーグらが報告したところによると、LAK療法によって、二六人のメラノーマ患者のうち、完全反応が二人に、部分反応が四人に認められました（N Engl J Med 1987;316:889）。

部分反応は前述したように、再発が必至です。したがって、完全反応が肝腎《かんじん》で、メラノーマの完全反応率は七・六パーセントとなります。これは、高用量インターロイキン2療法で見られた完全反応率（六・六パーセント）と大差なく、LAK療法（プラス高

用量インターロイキン2療法）に意味があるかどうか疑問符がつきます。LAK療法の効果とされているものは、実質的には高用量インターロイキン2療法の効果のようです（後述、164頁《ページ》）。

他方で、LAK療法だけで治療する場合には、副作用は軽微ですが、高用量インターロイキン2を併用すると、副作用や毒性が強く出ます。そのため患者が死亡することもあります。

効果が見られた「TIL療法＋抗がん剤＋放射線照射」

結局、ローゼンバーグらはLAK療法（プラス高用量インターロイキン2療法）から離れ、新たな方法を試し始めます。それは「腫瘍組織浸潤《しんじゅん》リンパ球療法」で、原語の頭文字をとって「TIL療法」とも呼ばれます。

第一章で紹介した（ローゼンバーグが経験した）胃がん自然退縮ケースでは、がん病巣《びょうそう》の周辺にリンパ球などの免疫細胞が集まっていました。それで彼は、腫瘍周辺の免疫細胞（ことにT細胞）が自然退縮と関係があるなら、それを増やして体内に戻すことが免疫療法になるのではとの着想を得たようです。

具体的には、腫瘍から組織の一部を切り取って、インターロイキン2とともに培養し、T細胞を増やします。それを静注して体内に戻すとともに、高用量インターロイキン2療法を併用するのです。

腫瘍組織浸潤リンパ球療法の対象はすべてメラノーマ患者で、総患者数が二〇人。うち一一人（五五パーセント）に腫瘍の縮小・消失を見ましたが、そのうち完全反応（消失）は一人（五パーセント）だけで、残りの一〇人は部分反応です（N Engl J Med 1988;319:1676）。

これは玉虫色《たまむしいろ》の結果です。完全反応だけに着目すると、LAK療法や高用量インターロイキン2療法の完全反応率と変わりません。しかし、部分反応まで含めると、率は五五パーセントとなり、それらよりずっと高いのです。この治療実験でも、部分反応の場合には、全員の腫瘍が再増大しているのですが、それでも期待を抱かせる（高い）反応率ではあります。問題は、次の一手です。

折から、免疫システムについて、新事実が分かってきました。免疫システムは、異物を排除するだけでなく、前述したように、免疫反応を抑制する仕組みも備えていたのです。自動車が暴走しないように、アクセルとブレーキを備えているのに似ています。もし免疫システムがブレーキ装置を備えていないと、正常細胞に攻撃を仕掛ける「自己免疫疾患」が生じて、宿主を滅ぼすなど、さまざまな不都合が生じるのです。

ローゼンバーグらは、それまで試してきた免疫療法での治療成績が今ひとつ芳《かんば》しくないのは、①免疫システムの中に（がん細胞を殺そうとする）T細胞を抑制する仕組みがあるからではないか、②抑制する仕組みの中心には「制御性T細胞」（私のいう「火消しリンパ球」）があるのだろう、③火消しリンパ球を殺せば、T細胞の働きがよくなるだろう、④ただ、火消しリンパ球だけを殺す方法が分からない、と考えました。

そこで彼は、患者体内の（リンパ球をはじめとする）免疫細胞（全体）を減らしてしまおうと発想しました。具体的には、抗がん剤を投与して免疫細胞をできるだけ減らすのです。ただし減らすだけで、全滅まではさせない。

そして、免疫細胞が減っている体内に、腫瘍から採取して培養したリンパ球を戻し、「腫瘍組織浸潤リンパ球療法」（TIL療法）を行うのです。こうすることにより、腫瘍組織浸潤リンパ球中のT細胞が活躍しやすくなると考えたのです。

以下には、新方法のあらましと成績を箇条書きで示します（J Clin Oncol 2008;26:5233)。

【腫瘍組織浸潤リンパ球療法（TIL療法）と抗がん剤の併用療法】

●腫瘍組織を採取して培養するところまでは、通常のTIL療法と一緒

●白血球増多因子を注射して、患者体内で「末梢血幹細胞《まっしょうけっ》」を増やし、採取・保存する（抗がん剤治療の後、骨髄機能が回復しない場合に静注する）

●抗がん剤（シクロホスファミドとフルダラビン）を七日間投与

●その後、培養していたリンパ球を静注して体内に戻す

●同時に、高用量インターロイキン2を投与

【同療法の治療成績】

●対象患者……メラノーマ、四三人

●完全反応……四人（九・三パーセント）

●部分反応……一七人（三九・五パーセント）

●完全反応＋部分反応……二一人（四八・八パーセント）

この成績でも不十分と考えたローゼンバーグらは、次に、放射線を全身に照射するこ

とにしました。放射線照射により、リンパ球を含めた免疫機能を全般的に抑制できるのです。最終的に、照射する総線量は一二グレイになりました。

放射線照射により、免疫細胞のほとんどが消滅します（したがって火消しリンパ球も）。そこに（培養して増やした）腫瘍組織浸潤リンパ球を注入し、T細胞がのびのび活躍することを期待したのです。

ただし、一二グレイという線量を照射して何も処置しないと、免疫機能が廃絶して、患者全員が死亡します。そのため前述した、白血球増多因子を使って回収した「末梢血幹細胞」を体内に戻すことが必須になります。

放射線照射まで併用した場合の成績を以下に掲げます（J Clin Oncol 2008;26:5233）。

【腫瘍組織浸潤リンパ球療法（TIL療法）＋抗がん剤＋放射線一二グレイ照射の治療成績】

- ●対象患者……メラノーマ、二五人
- ●完全反応……四人（一六・〇パーセント）
- ●部分反応……一四人（五六・〇パーセント）
- ●完全反応＋部分反応……一八人（七二・〇パーセント）

ＴＩＬ療法に抗がん剤を併用したのみの場合に比べ、放射線照射を追加すると、腫瘍の反応率が上がるようです。完全反応が一六パーセントという数値や、完全反応と部分反応とを足した反応率が七二パーセントというのも、抗がん剤治療での低い反応率に比べると、驚くような数値です。この論文が掲載された二〇〇八年の時点では、完全反応を得た患者は誰も再発していないといいます。

ＴＩＬ療法の発展史が教えてくれるもの

結論的にいって、ローゼンバーグ（とその同僚たち）はＴＩＬ療法（＋抗がん剤＋放射線照射）によって、不治と思われていた他臓器転移があるメラノーマ患者（の一部）に治癒をもたらすことができたようです。がん免疫療法の意義を確立した点で、素晴らしい功績だといえます。が、限界もあります。数点指摘しておきましょう。

第一は、ＴＩＬ療法が適用できる患者は少ないのです。現在のところ、対象はほぼメラノーマに限られています。

第二に、メラノーマであっても、全員がＴＩＬ療法を受けられるわけではない。ＴＩＬ療法を施行するには、がん組織を採取する必要があるからです。

メラノーマがこの治療法の対象となってきたのは、一つには、皮膚転移が見られることが多く、組織採取が比較的容易であったことが挙げられます。これに対し、メラノーマでも皮膚転移がない場合には、肝臓転移や肺転移から組織を採取するために、開腹などの手術をする必要が生じます。

ある報告では、肝転移病巣からがん組織を採取するのに、腹腔鏡《ふくくうきょう》を用いた手術をしています。これだと、お腹《なか》に幾つかの穴を開け、器具を差し込んで組織を採取することが可能です。開腹する必要がないのですが、全身麻酔は必要となり、患者の負担がなくなるわけではありません。

このようにして、腹腔鏡手術を受けた患者でも、TIL療法を全員が受けられるわけではない。その報告では、腹腔鏡手術を受けた二二人中、TIL療法の施行までこぎつけられたのは半分の一一人です。他の一一人は、種々の理由で脱落しました。

第三に、抗がん剤は強力で、放射線治療も（後処置を行わなければ）人が必ず死ぬような線量を照射します。

第四に、副作用と毒性が強い治療である割には、完全反応率が低いことが問題です。部分反応を加えれば、反応率は五〇パーセントを超えますが、部分反応では再発してくるので、やはり完全反応を達成したい。しかし完全反応になるのは、放射線治療まで施行しても二〇パーセントに満たないのです。

前記の腹腔鏡手術を受けた患者たちのその後ですが、ＴＩＬ療法を受けられた一一人のうち、完全反応を得られたのは一人です。腹腔鏡手術を受けた二二人全体に対しては、完全反応率は五パーセント未満になります(World J Surg Oncol 2012;10:113)。

この一人に自分がなる可能性を求めて、患者は腹腔鏡手術を受け、副作用が強い高用量のインターロイキン２や抗がん剤を投与され、免疫機能が廃絶する放射線照射まで受けるのかどうか、深刻な決断を迫られます。

このメラノーマでの治療経験は、がん免疫療法の本質や性質を考える上で、とてもよいお手本になります。一般の方々には(そして医療関係者にも)、がん免疫療法は体にやさしい治療法だ、副作用がほとんどない、末期の人たちにも適用できる、などの考えがあると思います。しかしこの治療経験は、すべて誤解であることを教えてくれます。

なぜメラノーマだけに有効なのか

メラノーマに対する免疫療法の発展史を手短に述べたわけですが、そこから得られる教訓を幾つか指摘しておきましょう。

まず大切なのは、なぜメラノーマなのか、でしょう。次章で、メラノーマ以外の固形がんに対する免疫療法の試みの数々を紹介しますが、うまくいかないのです。

メラノーマは、二〇世紀前半の抗がん剤治療がない時代に、自然退縮が多く見られたがん種であることを既述しました（23頁）。自然退縮が多いことから、免疫療法に向いたがん種であると想像できます。

しかし、メラノーマだけが免疫細胞に退治されうる理由は、正確には分かっていません。ただ、皮膚細胞は紫外線を受けるので、遺伝子の変異が数多く発生し、そのためメラノーマ細胞にも、変異遺伝子が多数集積していると言われます。その結果、メラノーマ細胞内の変異ペプチドも多くなり、T細胞に異物として認識されやすくなるのではないか、という仮説があります。

免疫療法によって転移がんを根治できる（可能性がある）ということも重要です。これまでメラノーマに対しては、抗がん剤はまったく歯が立たなかったので、免疫療法で治るケースが生じることは本当に驚きです。自己免疫疾患により宿主自身を滅ぼすことがある免疫システムの凄《すご》さを、対メラノーマの場面でも改めて思い知らされます。

こうして、メラノーマ以外の固形がんでも、免疫療法で治すことができる可能性が生じたとはいえます。それらが本当に治るかどうか、次章で検討しましょう。

その際、念頭におくべきは、免疫療法の力を最大限引き出すには、火消しリンパ球への対策が必要だということでしょう。人体では、免疫システムが暴走しないよう、免疫反応を抑える仕組みが存在し、火消しリンパ球（制御性T細胞）が中心的役割を果たしています。もし火消しリンパ球が存在しなければ、自己免疫疾患がより強力になり、より多発して、人類の存続自体が危ぶまれるのではないか。私は、それを防ぐための免疫抑制システムが、副次的に、がん細胞をも保護する結果になっているのではないかと考えています。

いずれにしても、免疫療法の力を最大限発揮させるには、免疫システムを抑制しなければならないという、一種矛盾した関係が見えてきました。このことがメラノーマ以外で真に可能なのか、疑問がわきます。メラノーマでも全員に可能ではないことが、完全反応率が低い理由でしょう。

はっきりしているのは、①免疫を抑制するための抗がん剤や放射線は、患者が死にかけるほど強力でなければならず、②それらを免疫療法と同時に、もしくは並行して投与してはいけないということです。②の理由は、免疫療法に使われるT細胞はリンパ球なので、抗がん剤や放射線に極めて弱く、簡単に死滅してしまうからです。

第六章　〈サイトカイン療法〉と〈免疫細胞療法〉に効果なし

固形がんにおける効力を点検

前章では、メラノーマ（悪性黒色腫《こくしょくしゅ》）の一部が免疫療法で治るようになったことを紹介しました。しかし、実施するには人手と巨額のお金が必要な上、患者が治療によって死亡する危険もあるため、欧米でもごく一部の施設でしか行われていません。日本ではなおさらで、比較的単純な高用量インターロイキン２療法でさえ行われていないのです。

日本の市中クリニックで行われている免疫療法は、前章で紹介した幾つかの方法に似て非なる、いい加減なものです。そのため、治療効果はまったく期待できません。それについては次章以降で詳述しますが、そのいい加減さを理解するには、まず、メラノーマ以外の固形がんにおける免疫療法の効力を知る必要があるでしょう。

本章では、腎《じん》がん、大腸がん、肺がん、乳がんなど、日本人に多く見られる固形がんに対する、免疫療法をきちんと実行した場合の効力を点検していきます。

また最後に、本当の免疫療法を目指す場合に遭遇する、大いなる困難についてお話しします。

むしろ有害な「インターフェロン」

まずはサイトカイン療法から検討しましょう。

前章でメラノーマでは、高用量インターロイキン2療法によってごく少数の患者が治ること、インターフェロンは期待はずれだったことを紹介しました。

インターフェロンは、メラノーマ以外の固形がんにも試されました。が、結局、研究対象は腎がんに絞られました。

他臓器に転移がある腎がん患者を対象とした比較試験では、インターフェロン投与群の生存期間が延びた、と報告されました（Lancet 1999;353:14）。そのため米国のＦＤＡは、転移性腎がんへの使用を承認しています。

しかし、この比較試験には欠陥があります。被験者となった患者たちの追跡調査がずさんで、インターフェロン投与群では、被験者の四分の一が（投与してから一年以内に）行方不明になっているのです。これらの患者には臓器転移があるので、ほぼ全員が（行方不明になってから）短期間のうちに亡くなっているはずです。それなのに論文では、生きていると見なして生存率を計算しています。

比較試験が行われた英国は、国営医療が充実し、住民登録制度が完備しています。その英国で、一年以内に被験者の四分の一もが行方不明になるのは、研究者たちが（わざと）追跡調査の手を抜いたのでしょう。比較試験では、被験者の五〜一〇パーセント程度を「生きている」として計算すると、生存率の数値が大きく変わり、結論も異なってしまうことは前述しました（94頁《ページ》）。

実際、臓器転移がある腎がん患者に行われた別の比較試験では、インターフェロン投与群の生存期間は、非投与群のそれと変わりませんでした（N Engl J Med 1998;338:1265）。

さらに、腎がんで切除手術を受けた（臓器転移の存在は明らかではない）患者を対象とした別の比較試験では、インターフェロン投与群の生存率は、非投与群のそれよりも悪化しています。そのうえインターフェロン投与群では、最重篤《じゅうとく》度の副作用や毒性が一一・四パーセントに生じています（J Clin Oncol 2003;21:1214）。

このような試験結果からは、腎がんにインターフェロンを使う根拠はないといえます。反面、副作用や毒性が強いので、無意味という以上に有害です。次に、インターロイキン2を検討しましょう。

「インターロイキン2」に延命効果なし

前章で登場したローゼンバーグとその同僚らは、臓器転移がある腎がん(五二人)に対しても、高用量インターロイキン2療法を試しています。結果、四人が完全反応を、七人が部分反応を示しました(Semin Surg Oncol 1989;5:385)。こうしたことから米国のFDAは、腎がんに対するインターロイキン2の投与を承認しています。

にもかかわらず、インターロイキン2に意味があるかどうかは不明です。というのも、患者をインターロイキン2投与群と非投与群とに分けた比較試験が行われていないからです。別の角度から検討してみましょう。

高用量インターロイキン2療法で治療した、転移性腎がん患者の一〇年生存率は一〇パーセント程度です(Cancer J Sci Am 2000;6:S55)。これに対し、さまざまな方法(そのほとんどはその後の研究ではっきり無効とされた)で治療された転移性腎がん患者の一〇年生存率も一〇パーセント前後です(J Clin Oncol 1999;17:2530)。

そもそも臓器転移があっても、腎がんは(胃がんや肺がんなど、他の固形がんに比べ)生存期間が長いのです。臓器転移があるのに、何もしなくても五年、一〇年と生きられる人が少なくないのです。

思い起こせば腎がんも、自然退縮《しぜんたいしゅく》が認められやすい四つのがん種の一つでした（29頁）。それは、腎がんは免疫システムの影響を受けやすいことを示唆《しさ》するとともに、反面、インターロイキン2投与後の完全反応が、自然退縮と無関係であることを示す必要も出てきます。

これらの理由で、インターロイキン2の投与後に一〇パーセントが一〇年生きたからといって、インターロイキン2のおかげだとは断定できないし、非投与の場合より生存率が伸びたようにも見えないのです。

他方で、インターロイキン2の副作用や毒性は強く、死ぬこともあります。インターロイキン2を投与されると、全員がなんらかの縮命効果を被るわけです。とすればインターロイキン2は腎がんにとって、無意味というより有害なのかもしれません。

この結論は、メラノーマとは異なります。腎がんは転移があっても長期生存する可能性が高いのですが、メラノーマの場合、ほぼ全員が二〜三年以内に亡くなります。そのためメラノーマでは、インターロイキン2で完全反応が見られ、完全反応状態が長期間続いた場合は、治癒したと考えられるのです。もっとも、完全反応率は低く、インターロイキン2の副作用や毒性は強いので、この治療を受けたほうがいいと言えるかどうかは別問題です。

ローゼンバーグらは、メラノーマや腎がん以外のがん種にも、高用量インターロイキン2療法を試しています。大腸がん（一二人）、悪性リンパ腫（六人）、乳がん（二人）、脳腫瘍《のうしゅよう》（二人）、肺がん（一人）などの計二六人に施行していますが、完全反応も部分反応も認めませんでした（Semin Surg Oncol 1989;5:385）。

これらの固形がんでは、がん腫瘤《しゅりゅう》が小さくならないので、延命効果も期待できません。反面、インターロイキン2には副作用や毒性があるので、縮命効果を得るだけだといえます。

「LAK療法」は腎がんにも効果なし

次に、「LAK療法」（リンフォカイン活性化キラー細胞療法）について検討しましょう。

LAK療法も前章で解説しましたが、①血液中のリンパ球を集め、②インターロイキン2とともに培養し、③それを静注して体内に戻すとともに、④高用量インターロイキン2療法を併用する方法です。

ローゼンバーグらはメラノーマに対してLAK療法を施行し、低率ですが、完全反応するケースがあることを示しました。しかし反応率は、高用量インターロイキン2療法のそれと大差がないこともお話ししました（146頁）。

ローゼンバーグらは転移性腎がん（三六人）にもLAK療法を試し、完全反応が四人に、部分反応が八人に認められました（N Engl J Med 1987;316:889）。

同様の試験は他施設でも行われ、一五本以上の論文が発表されています。LAK療法に対する、腎がんの反応率は、ローゼンバーグらのそれと似たりよったりです。

ただ、こういう研究を積み重ねてみても、LAK療法を行わないグループと比べていないので、生存期間が延びるのかどうか不明なままでした。そんな中、ある比較試験が行われました。

転移性腎がんの患者を二つのグループに分け、片方はLAK療法とインターロイキン2の併用、他方はインターロイキン2だけを投与する比較試験です。結果、両群の反応率は変わらず、生存率も変わりませんでした（図7。Cancer 1995;76:824）。

とすると翻《ひるがえ》って、メラノーマはLAK療法に反応して縮小・消失したのではなく、同時に併用された高用量インターロイキン2に反応していたのでしょう。

こうしたことから、腎がんにおいても、メラノーマにおいても、LAK療法の効果は

図7　転移性腎がん患者への比較試験結果

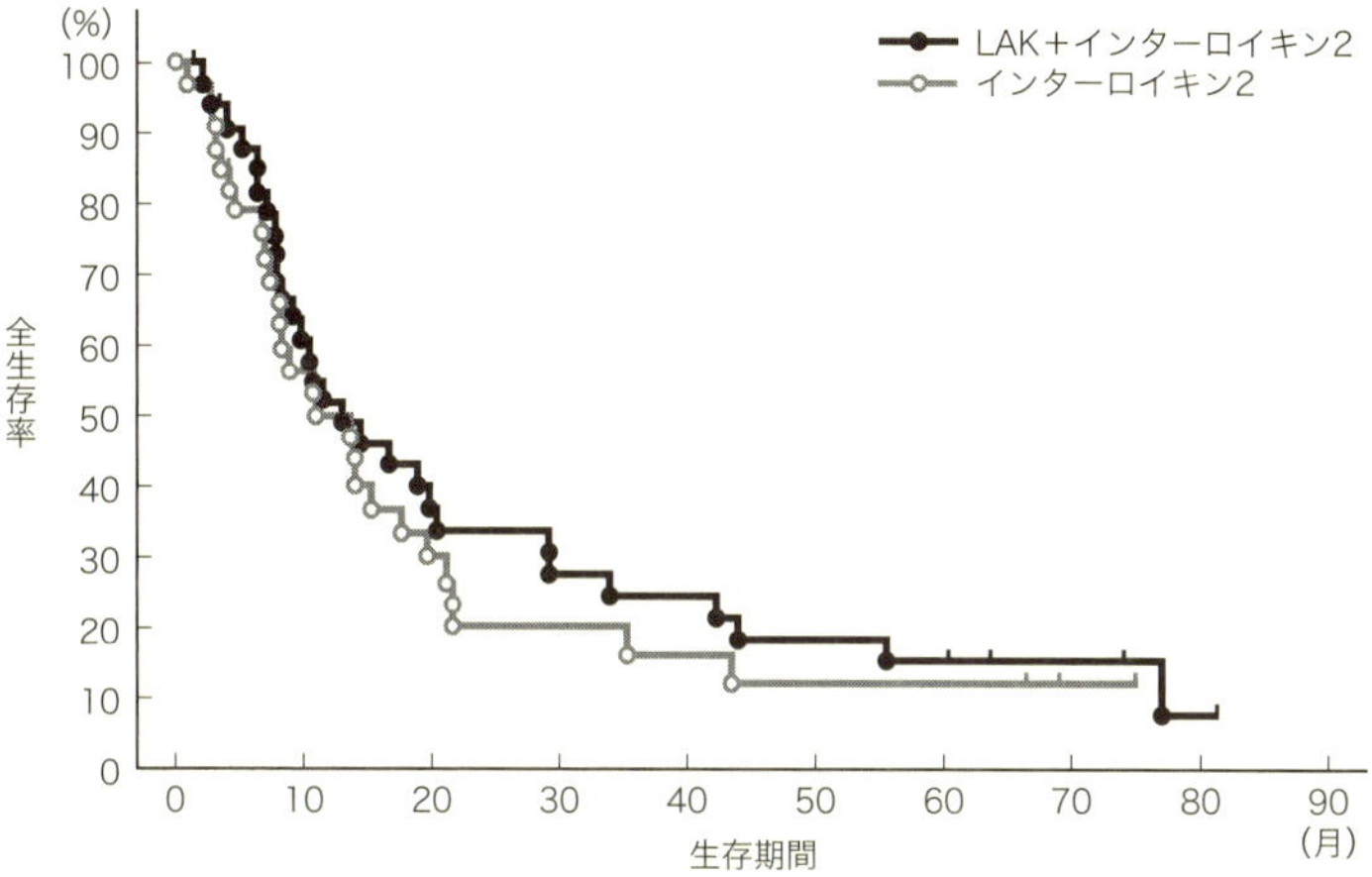

否定されています。ただ日本の市中クリニックでは、いい加減なＬＡＫ療法（たとえば高用量のインターロイキン２を併用しないような方法）が頻用されている現実があります。そこで、念のため、他の固形がんに対する、きちんとした試験の成績を見ていきましょう。

欧米で見限られた「ＬＡＫ療法」

ローゼンバーグらは腎がん以外の固形がんでも、ＬＡＫ療法（プラス高用量インターロイキン２）を試しています。計四四人に施行して、がん腫瘤の縮小が認められたのは、大腸がんだけです。二六人の転移性大腸がん患者のうち、一人に完全反応が、二人に部分反応が認められました。

それ以外では、肉腫《にくしゅ》（六人）、肺がん（五人）、卵巣がん（一人）、食道がん（一人）、乳がん（一人）などでLAK療法が試されていますが、完全反応も部分反応も認められませんでした（N Engl J Med 1987;316:889）。

では、大腸がんにはLAK療法に意味があるといえるのか。

大腸がんの完全反応率や（部分反応まで含めた）反応率は、抗がん剤のそれと大差がありません。別のグループによるLAK療法の試験では、一三人の大腸がん中、部分反応でさえゼロでした（N Engl J Med 1987;316:898）。がん腫瘤が小さくならないのでは、延命効果も期待できません。

その一方、LAK療法は実施に多額の費用がかかる上、高用量のインターロイキン2を併用するため、副作用や毒性は抗がん剤のそれに近似します。それゆえでしょう、大腸がんにおいても、LAK療法の研究は中断しました。

以上二つの試験では、肺がん、食道がん、肉腫、乳がん、卵巣がん、頭頸部《とうけいぶ》がんなどでも、部分反応すら見られず、LAK療法に延命効果を期待することはできません。こうしてLAK療法は、欧米ではほぼ見限られました。

以上は、臓器に転移していることが明らかな場合です。

これに対し、がん腫瘤の存在が明らかでない場合、たとえば初発病巣を手術で切除したばかりの状態では、転移がどこかに潜《ひそ》んでいるとしても、がん細胞の数は少ないはずです。その場合には、ＬＡＫ療法に効果があるのではないか。——この問題を検討してみましょう。

日本で行われた比較試験のずさん

初発病巣を手術や放射線で治療する前か後に行う薬物療法を「補助療法」といいます。抗がん剤やホルモン剤による補助療法が主流ですが、免疫療法も補助療法として使える可能性が残ります。

ただ補助療法では、初発病巣は切除されたりするので、免疫療法による（がん腫瘤の）縮小度を調べることはできません。それで比較試験をして、被験者の生存率（または生存期間）を比べる必要があります。

前述したように、欧米ではＬＡＫ療法は見限られたので、補助療法の比較試験はないようですが、日本では幾つか行われています。そのうち、肝臓がん術後の比較試験を見てみましょう。

この試験では、肝臓がんを手術した患者を二つのグループに分け、片方にはＬＡＫ療法を行い、他方には何も行わないで様子を見ました。結果、ＬＡＫ療法群では、再発するまでの期間が延長しました（図8）。しかし、生存期間は延長しませんでした（Lancet 2000;356:802）。

その何が問題なのか。第一に、がんは再発によって死亡するので、再発するまでの期間が延長したのであれば、生存期間も延長するはずです。ところが生存期間が延長しなかったのは、ＬＡＫ療法の副作用や毒性で命を縮めたのだと考えられるのです。

第二には、この試験自体の信用性です。再発するまでの期間を長く見せかけるのは簡単なのです。検査する時期を変えることにより、再発するまでの期間や再発しない率の数値は簡単に変えられるのです。例を挙げましょう。

肝がん患者は通常、基礎疾患として肝硬変や慢性肝炎を持っています。そのため切除手術を受けても、九割程度の患者で再発が見られます。

そこでＡという患者では、残存がん細胞が増大して、術後二年たった時点で（ＣＴなどの検査で）発見できる大きさにまで育ったとします。しかし肝がんでは、がん腫瘤が極めて大きくなっても無症状で推移するのが通常で、患者が死亡する直前になってよう

図8　術後肝臓がん患者への比較試験結果

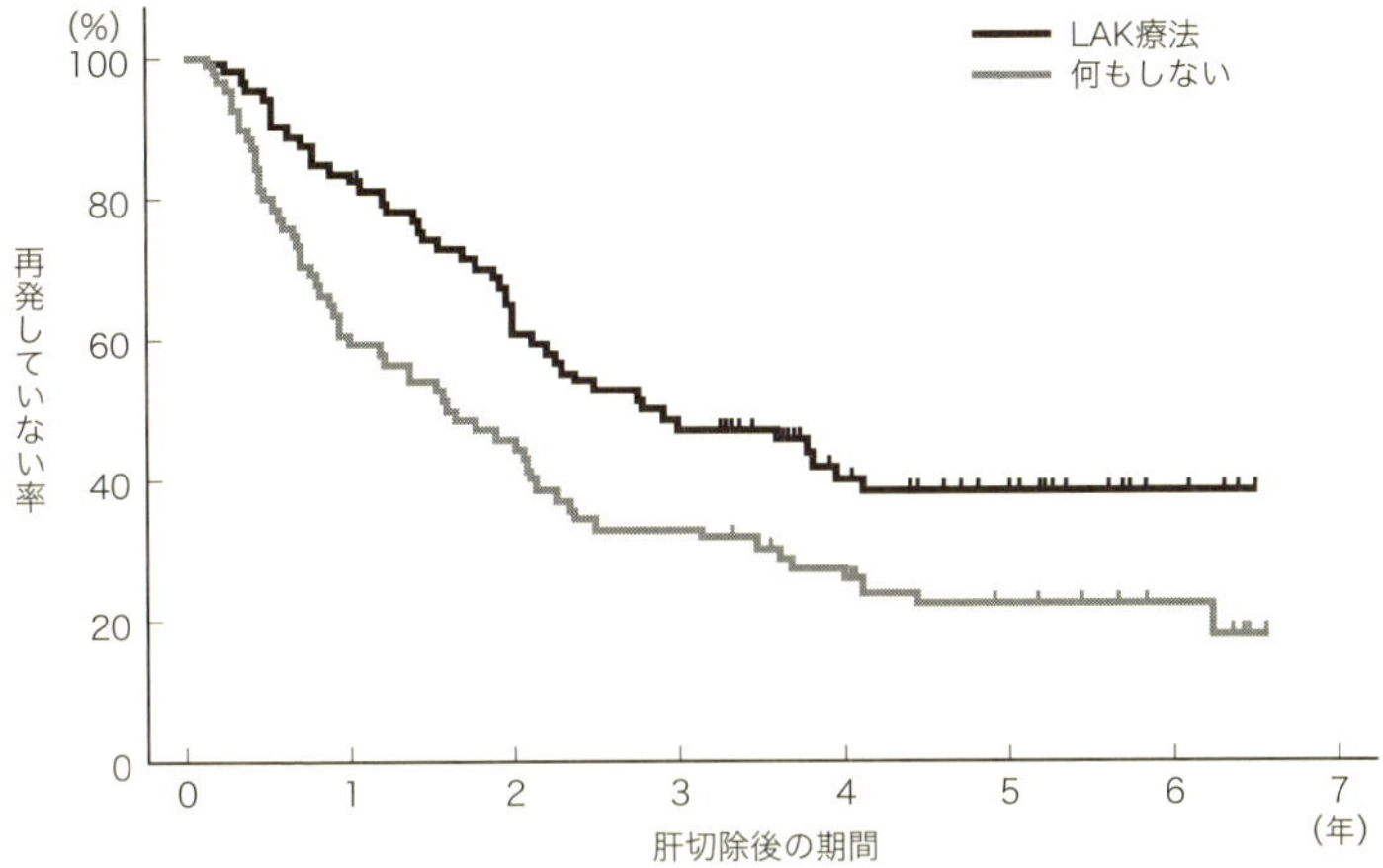

やく再発の事実に気づきます。つまり、検査をしてみなければ、再発病巣は発見できないのです。

するとこの患者を、術後二年目の時点で検査すれば、再発病巣が発見されて、「再発時期は二年目」と記録されます。これに対し、同じ患者が三年目に初めて検査を受けると、「再発時期は三年目」と記録されることになるわけです。

したがって比較試験においては、検査時期を違えることで、再発するまでの期間を操作することが可能かつ容易です。実際、抗がん剤や分子標的薬の比較試験では、この種のインチキが常態化しており、そういう試験データにもとづいて新薬が次々認可されているのです（拙著『抗がん剤は効かない』参照）。

この肝がんの比較試験でも、図8のグラフに示される程度の成績の差は、検査時期を違えることによって簡単に作りだせます。実際にも、この試験はいい加減に実施されています。図の四年目以降を見ると、二本のグラフが横軸とほぼ平行になっていますが、これは追跡調査ないし検査に手抜きがあった証拠なのです。

なぜならば、肝がんの再発は四年目以降もポツポツと生じるので、再発が記録されるたびにグラフはだんだん下降していくのが通常だからです。このグラフのように、直線化して横軸と平行になる期間がこれほど長くなることは、肝がんの性質上ありえないのです。

効果がない上に死亡リスクのある「ＴＩＬ療法」

次に、「腫瘍組織浸潤《しんじゅん》リンパ球療法」（ＴＩＬ療法）を検討しましょう。前章では、ローゼンバーグらがこの方法で、メラノーマの治療成績を大幅に改善したことを紹介しました。メラノーマ以外の固形がんでもうまくいくのでしょうか。

米国では別の研究者らが、転移性腎がんで比較試験を行っています。

片方はＴＩＬ療法群で、①腫瘍から組織の一部を切り取り、②インターロイキン２とともに培養して、リンパ球を増やし、③それを静注して体内に戻すとともに、④高用量インターロイキン２療法を併用します。これに対し、もう一方のグループには、高用量インターロイキン２療法だけを施行しました。

この試験では、腫瘍組織浸潤リンパ球を集めるために、わざわざ腎がんの摘出手術を行っています。ところが、それでも十分量のリンパ球を集められないことが少なくなく、その場合、ＴＩＬ療法はできません。おまけに、摘出手術で亡くなる患者も生じました。

結果、ＴＩＬ療法を行ったグループの生存率は、行わなかったグループのそれと変わりませんでした（J Clin Oncol 1999;17:2521）。

この試験から、腫瘍組織を採取すること自体に無理と危険があることが分かります。ローゼンバーグらがメラノーマのＴＩＬ療法で一定の成功を収めているのは、前述のとおり、メラノーマの転移が皮膚に生じることが多く、そのため腫瘍組織の採取が比較的簡単であるという要素が大きいのです（転移が皮膚に多く発生するのは、メラノーマが皮膚がんであることに関係するのでしょう）。

またローゼンバーグらの場合には、火消しリンパ球を減らすために、抗がん剤や放射線で、体中の免疫細胞をあらかじめゼロ近くにまで落とすという前処置をしています。この腎がんでの比較試験では、そのような前処置はなされておらず、失敗が運命づけられていたともいえます。

「見てきたようなウソ」の典型

ここまでは、まともな研究施設で行われてきた、きちんとした免疫療法の方法や効力について解説してきました。このあとは、NK細胞（ナチュラルキラー細胞）の免疫療法における位置づけと、免疫細胞療法（LAK療法のような、免疫細胞を用いたがん治療法）の将来について検討しておきましょう。

NK細胞は、市中クリニックが免疫細胞療法の利点や効力を説く際に、よく引き合いに出されます。たとえば「人の体の中では、毎日五〇〇〇個のがん細胞が生まれていますが、がん細胞が生まれると、免疫細胞がすぐに察知して殺すので、通常大事には至りません」などという宣伝文句に出てくる免疫細胞はNK細胞のことです。

しかしこれは、「見てきたようなウソ」の典型です。第一に、正常細胞やがん細胞は一ミリの一〇〇分の一という小ささである上、人体内でのことなので、がん細胞が生まれる瞬間を見届けた人は誰もいないのです。いわんや一日五〇〇〇個をや。

もっともがん細胞は、生まれるとすぐ死滅している可能性はあります。しかし、本当に死滅しているかどうかを確かめることはできないのです。

理論的に考えると、がん細胞は正常細胞の遺伝子が変異したものであるため、がん細胞の構造と機能は不安定になっているはずです。それゆえがん細胞は、誕生するそばからアポトーシスによって自滅している可能性があります。この場合、がん細胞の消滅はNK細胞と無関係です。

ただしNK細胞は、特殊な条件下では、正常細胞を殺すことも、がん細胞を殺すこともあります。たとえば、細胞表面に存在しているはずのHLA（ヒト白血球型抗原）タンパクが何かの原因で消失していると、NK細胞はその細胞を「非自己」と認識して殺すのです。正常細胞でもがん細胞でも、HLAタンパクが細胞表面になければ、殺されてしまいます。したがってNK細胞が、そういったがん細胞を「非自己」と認識して殺している可能性は残ります。

しかし、医療の場で問題になるのは、一センチとか一〇センチといった大きさに育ってきたがん腫瘤です。それに含まれるがん細胞に対してNK細胞が無力だったことは、がん腫瘤がそこまで育ったことにより疑いなく証明されています。

他方でこれまで述べてきたように、メラノーマ以外の固形がんに対する免疫療法は、ことごとく失敗に終わっています。がん細胞に負けたことが明らかな免疫細胞を用いることが、失敗の最大原因でしょう。

したがって、がん患者のNK細胞を用いる試みも、すでにNK細胞ががん細胞に負けている以上、ことごとく失敗するはずです。

ところで、これまで紹介してきた幾つもの試験の結果は、NK細胞が無力であることを実証しているともいえます。なぜならば、LAK療法やTIL療法で用いる免疫細胞の中には、NK細胞が含まれているからです。それらでは、免疫細胞を増やして用いますが、その中にNK細胞も含まれていたことは、NK細胞ががん細胞を殺せない何よりの証拠なのです。インターロイキン2療法も、NK細胞を含めた免疫細胞を全般的に増やす方法なので、同じ結論になります。

免疫細胞療法の新しい展開

次に、免疫細胞療法の新しい展開についてお話ししましょう。欧米の研究者たちは、免疫細胞療法にさまざまな工夫を加えています。そのうち二つを紹介します。

一つに、ネズミのT細胞の受容体（これはタンパク）を、がん患者のT細胞に導入する試みがあります。患者のがん細胞を構成するタンパクは「自己」であるため、T細胞はこれを攻撃せず（攻撃できず）、このことが、免疫療法が失敗に終わった最大原因でした。ところが患者のがん細胞は、ネズミにとっては「非自己」になります。だとすれば、ネズミのT細胞を免疫療法に利用したらよいのではないか。――これが中心的アイデアです。

ただしネズミのT細胞は、それ自体がヒトにとって異物であるため、そのままヒトに注入すると、ヒトの免疫システムが作動して、簡単に排除されてしまいます。そこで研究者たちは、ネズミのT細胞の表面にある「受容体」だけをヒトのT細胞に移植しようと考えたのです。具体的には、ネズミの受容体の遺伝子を取り出して、これを患者のT細胞に導入し、遺伝子を設計図として受容体を作らせるのです。

第四章で解説したように、ある物質が「自己」なのか「非自己」なのかを見分ける判定装置はT細胞の受容体です。ネズミの受容体が導入された（患者の）T細胞は、患者の体を構成するタンパク（ペプチド）を「非自己」と認識します。

とすると、もし多数種類の受容体を導入すると、患者の種々の組織が攻撃されて、患者が死ぬかもしれないので、導入する受容体の種類を一つだけに限定します。ローゼンバーグがいる米国国立がん研究所で行われた研究では、ヒトの「がん胎児性抗原」（CEA）というタンパクに結合する（ネズミのT細胞の）受容体が使われました。

CEAは、胃がん、大腸がんなどの患者（の一部）で生産され、それが血中に分泌されることがあるので、日常診療では「腫瘍マーカー」として使われています。それらの患者では、がん細胞表面にもCEAタンパク（ペプチド）が存在するわけです。

そこでローゼンバーグらは、CEAを認識して（がん細胞を）攻撃する（ネズミの）T細胞を選び出し、それが持つ受容体の遺伝子を取り出し、これを患者のT細胞に導入しました。すると患者のT細胞の中で、ネズミの受容体が作られ、細胞表面に顔を出し、このT細胞の受容体として働きます（以下「遺伝子改変T細胞」）。このT細胞を培養して増やし、患者の体内に戻してやるのです。

遺伝子改変T細胞を作製できたということは、ある意味、大変な偉業です。これまでの遺伝子工学や細胞工学など、あまたの研究成果が結実し、遺伝子改変T細胞を作れるようになったのです。私は、こんなことができるようになったのか、凄《すご》いなぁ、と感嘆しました。ただし、この試みが成功するかどうかは別問題です。

遺伝子改変T細胞の臨床試験が行われ、三人の転移性大腸がん患者に投与されました。投与前に体中の免疫細胞を減らしておくため、抗がん剤が大量に投与されています。これは米国国立がん研究所での常套《じょうとう》手段です。

結果、三患者とも血液中のCEAの値が減少し、減少割合は七四~九九パーセントにも及びました。が、あくまで血液中のCEA量が減っただけで、がん細胞の数はそれほど減らず、三人のうち一人で縮小(部分反応)が見られたのみです。三人とも、血中CEA量が、まもなく再上昇しています(Mol Ther 2011;19:620)。結局、遺伝子改変T細胞の対がん効果はごく限定的なものといえます。

他方で正常細胞には、強い変化が見られました。三人全員に、重度の大腸炎が発症したのです。遺伝子改変T細胞の投与後七日目には、大腸粘膜の上皮《じょうひ》細胞がほぼ完全に消失していました。ただし数日すると、新たな上皮細胞ができはじめ、三週間ほどたつと、大腸粘膜はほぼ正常に復しました。

実は大腸の上皮細胞には、CEA(タンパク)が含まれています。遺伝子改変T細胞はこれを認識して、上皮細胞を攻撃し、いったん全滅させたわけです。この大腸炎は、「自己免疫疾患」の一種といえます。

他方、上皮細胞がいったん完全に消失した後に復活したのは、上皮細胞の元になる「幹《かん》細胞」が生き残っていて、その後さかんに分裂して上皮細胞を作り出したからだと考えられます。

結局、この試みは失敗だったと評価できます。それほど重度の大腸炎が生じたのに、大腸がん細胞が生き残っているのでは、この方法にさらに工夫を重ねても、将来性があるとは思えません。

この研究結果から、二つの教訓を導けます。第一は、正常細胞が（免疫細胞によって）いったん完全に消滅する場合にも、がん細胞に（免疫細胞に対する）抵抗性があることです。おそらく、がん細胞自体に、免疫細胞の攻撃から身を守る手段が備わっているのでしょう。

第二には、正常細胞が完全に消滅したように見えても、正常細胞の元となる幹細胞が生き残っていることが教訓です。これをがんに当てはめれば、仮に免疫療法が改良されて、がん細胞が完全に消滅したように見えても、がん細胞の元となる「がん幹細胞」が生き延びて、再発の原因になると予想されるのです。

被験者となった患者は五日後に死亡

米国国立がん研究所では、別の研究も行われました。T細胞に「抗体」を導入する手法です。抗体はB細胞から分泌されるタンパクで、異物たる「抗原」と結合することにより、これを無力化するのが役目です。普段は血液中にあって、異物が体内に侵入してくると、真っ先に結合するのです。

ローゼンバーグらは、抗体の設計図となる遺伝子をT細胞に導入し、T細胞の中で抗体を作らせたのです。この抗体はT細胞の表面に顔を出し、受容体の役目を果たします。もしがん細胞に、この抗体タンパクと結合する抗原（タンパク）があれば、T細胞は（がん細胞を）異物と認識し、特殊な物質を吹きつけて、がん細胞をアポトーシスに陥らせます。この抗体遺伝子を導入したT細胞は「キメラ抗原受容体を持つT細胞」（以下「キメラT細胞」）と呼ばれます。キメラとは、混ざったもの、モザイク、といった意味です。

キメラ抗原受容体と結合する抗原タンパクは、がん細胞にだけ存在し、正常細胞には存在しないものが望ましい。さもないと前述した遺伝子改変T細胞のように、正常細胞をやっつけてしまう可能性があるからです。

ローゼンバーグらは「HER2《ハーツー》」というタンパクを用いました。HER2は乳がん、胃がん、大腸がん、腎がんなどのがん細胞に存在していることがあります。HER2に結合する抗体は、「ハーセプチン」として承認され、主として乳がんで「分子標的薬」

として用いられています。が、ハーセプチンは単なるタンパクなので、HER2に結合したところで、がん細胞が死ぬ保証はありません。実際、臨床においても、たいした効果を上げられずにいます（拙著『抗がん剤は効かない』）。

ところがキメラT細胞は、それ自体にがん細胞を殺す能力があります。ハーセプチンがキメラT細胞受容体となってHER2を持つがん細胞に結合すると、キメラT細胞が（がん細胞を）異物と認識して殺してくれるはずなのです。

ローゼンバーグらは、被験者として三九歳の女性患者を選びました。彼女は大腸がんの手術を受けたあと、肝臓や肺に再発してきたのです。例によって、体内にある免疫細胞を大幅に減らすため、事前に大量の抗がん剤が投与されました。

そして、ハーセプチンを受容体として持つキメラT細胞が静注されると、大変なことが生じました。一五分後に患者は呼吸困難を訴え、全身状態は見る間に悪化したのです。気管内にチューブが挿入されて、人工呼吸器につながれ、懸命の手当てが行われましたが、五日後に死亡しました。

検査結果から「サイトカイン・ストーム」（サイトカインの嵐）が生じたことが明らかです。インターフェロン、インターロイキン6など、種々のサイトカインがキメラT細胞から大量に分泌される現象で、それらサイトカインが正常の肺細胞に障害を与えたと考えられます。報告論文では、正常肺細胞に含まれる、わずかな量のＨＥＲ２にキメラＴ細胞が反応したと考察されています（Mol Ther 2010;18:843）。

この患者さんの大腸がんがどうなったかは書かれていませんが、五日間で亡くなったので、がんの大きさを検査するゆとりはなかったことでしょう。他に何人の患者で（同じ方法を）試したかも不記載ですが、どうもこの患者が最初の被験者だったフシがあります。だとすると、この方法は永遠にお蔵入りになるのでしょう。

固形がんでは延命も治癒も期待できず

最後に、免疫細胞療法について、現在の到達点をおさらいしておきましょう。

第一に、免疫細胞療法で治ることが期待できるのは、メラノーマだけといえます。腎がんでは、ごく少数が治っている可能性もありますが、そうと断定もできません。他の固形がんでは、治るものはないといえます。

第二に、延命効果が期待できるのも、メラノーマだけです。腎がんでは、延命効果がある可能性もありますが、何もしなくても長生きするがん種なので、免疫細胞療法の延命効果は不明です。他の固形がんでは、延命効果はないとほぼ断定できます。

免疫細胞療法の前には、大量の抗がん剤を投与するか、放射線を全身に照射するなどして、患者の体内にある免疫細胞を大幅に減らしておく必要があります。この前処置は副作用や毒性が強く、それだけで患者が死ぬ危険性があります。つまり、免疫細胞療法は体にやさしい治療法ではなく、たいそう危険な方法なのです。これが確認しておくべき第三点です。

それと関係しますが第四に、最後に紹介した二つの試みのように、最新技術によって免疫細胞の力を強めると、危険性は一層増大します。正常組織が傷害されることにより、患者が亡くなることさえ生じるのです。

それでいて、がん細胞のほうは頑強です。正常組織が全滅しても、がん細胞はほとんど死滅せずにいるのは、がん細胞自体に免疫細胞の攻撃から逃れる手段がそなわっているからでしょう。このことも、深く記憶にとどめるべきです。

第五点として、それら新研究から分かったことは、正常組織の細胞はいったん全滅しても、幹細胞が生き延びており、それが分裂を始めて、正常組織を旧に復するということです。

だとすると、仮に免疫細胞療法がうまくいって、がん細胞をいったん全滅させたように見えても、がん幹細胞が残ってしまい、それが再発の元になることが十分考えられます。

以上を要するに、もし免疫細胞療法をきちんと施行しても、メラノーマ以外の固形がんは治癒も延命も期待できないわけです。

第七章　〈がんワクチン療法〉の期待はずれの現実

専門家は期待を煽るが

このところ、がん患者やその家族に、ワクチン療法への期待がふくらんでいるように見えます。ＮＨＫなどのマスコミがワクチン療法を再三取りあげ、専門家たちが「有望だ」「効果がある」などと語り、前立腺《ぜんりつせん》がんのワクチン療法が米国で承認されたというニュースが流されたことなどが理由でしょう。

しかし、実は医学の世界では、がんワクチン療法はほぼ否定されているのです。数々の臨床試験で多数の患者に試され、効果がほとんど上げられなかったからです。日本の人々がその事実を知らないのは、試験結果を報じる論文が英語で書かれていることが大きい。日本語という素晴らしい言語だけを使って一生を送る日本人は、こと医学に関しては、世界の潮流から取り残されがちであるわけです。

問題だと思うのは、日本の（一部の）専門家たちが、がんワクチンの実力について正確に語らず（というよりホラに近い話をして）、マスコミや世間を誤導していることです。そのことが、免疫療法全般への期待を煽《あお》り、免疫療法クリニックによる被害を増大させている構図があるのです。

他方で、がんワクチン療法の結果を報じる論文には、しばしば重大な欠陥がありま す。米国で前立腺がんワクチンが承認されたというのも、試験論文に仕込まれたウソが見抜けなかったからです（後述、196頁《ページ》）。

本章では、①がんワクチン療法の特質、②臨床試験の成績、③試験論文に隠されたウソ、④ワクチン療法が効かない理由、の順に解説します。

病原体ワクチンとは相当異なるがんワクチン

がんワクチンは、「ワクチン」との名前がついているものの、天然痘《てんねんとう》など病原体に対するワクチンとは相当異なります。病原体ワクチンは感染予防を目的とするのに対し、がんワクチンは治療を目的とするからです。

また前者では、人体には存在しない病原体の成分を用いるのに対し、がんワクチンではがん細胞やその一部など、ヒトの構成成分を用いる点が異なります。

他方で病原体ワクチンは、抗体を生産する（リンパ球の一種である）B細胞を活性化して（B細胞の数と抗体を）増やしておき、病原体が侵入してきたとき素早く抗体が結合し、その毒性を中和することを目指しています。

これに対しがんワクチンは、（リンパ球の一種である）T細胞、それも、がん細胞の構成成分を認識して（がん細胞を）攻撃する「兵隊リンパ球」を活性化して増やすことを目論見《もくろみ》ます。

以上が簡単な説明です。がんワクチンの特性をもう少し詳しくお話ししますが、ワクチンの試験成績について早く知りたい方は191頁に飛んでください。

病原体ワクチンの場合の（抗体を作る）B細胞や、がん細胞を攻撃するはずのT細胞は、ヒトが生まれたときから体内に存在していた細胞です。ワクチン刺激によって無から生まれたものではありません。

ただB細胞にしても、T細胞にしても、数が少ない。特定の一種類の抗体を作り出せるB細胞、あるいは、正常細胞やがん細胞中の特定成分（ペプチド）を認識できるT細胞は、体内に、それぞれ数個程度しか存在していないと考えられています。ワクチンは、免疫システムに働きかけて、これらの数を増大させるのが目的です。

他方、体内に存在するリンパ球の総数は非常に多く、末梢《まっしょう》を循環しているリンパ球は一〇〇億個を下らないと考えられています。つまり、一つの種類のリンパ球は数個程度しかなくても、無数の種類のリンパ球が存在するため、どういう異物に対しても、それと結合する抗体や受容体を持つリンパ球が見つかるのです。

リンパ球はどのように生まれたのか。ヒトがまだ胎児だったときに、ある仕組みによって、無数の種類のB細胞やT細胞が生み出されます。それゆえ、どういう病原体や毒物が体内に侵入しても、（それを抗原として）結合できる「抗体」を生み出すことができるB細胞が、その無数のリンパ球の中に含まれているはずなのです。

T細胞も同じです。T細胞の本来の役目は、病原体が体内に侵入して正常細胞に潜り込んでしまったとき、病原体タンパクから切り出されたペプチドが正常細胞の表面に提示されるので、これを異物として認識し、その細胞ごと病原体を殺すことにあります。

この場合、どのような病原体が侵入してくるか分からないので、この世に存在する無数の種類のタンパク（ひいてペプチド）に対応できるよう、体内に無数の種類のT細胞を備えておくのです。これら無数の種類のリンパ球を生み出す仕組みは、利根川進《とねがわすすむ》の研究によって明らかになり、彼はノーベル賞を受賞しました。

ただしそのままでは、B細胞もT細胞も、ヒトの体を構成するタンパクやペプチドと反応してしまい、ヒトを滅ぼします。そこでヒトには、自分自身のタンパクやペプチドと反応するB細胞やT細胞を（胎児の間に）排除してしまう仕組みが備わっています。そのためヒトのリンパ球は、外敵や異物にしか反応しないのです。

このことから、がんワクチンは困難に直面します。がん細胞といえども、正常細胞と遺伝子（とその産物であるタンパク、ペプチド）が共通なので、原則としてリンパ球（この場合はT細胞）はがん細胞に反応しないからです。

ただし、正常細胞の遺伝子が変異してできたのががん細胞なので、がん細胞の中には変異遺伝子が存在しています。そして変異遺伝子を設計図とする変異タンパクも存在している。この変異タンパクからできる（変異）ペプチドは、生まれたばかりのヒトの体内になかったものなので、T細胞は異物として認識し、それを持つがん細胞を攻撃できるはずです。

また、胎児のときに自分自身のタンパク（ペプチド。以下「自己ペプチド」）と反応するT細胞が排除されるという話は原則論で、少数ですが、自己ペプチドと反応できるT細胞が生き残っています。これらT細胞が反応する自己ペプチドががん細胞にあれば、T細胞がその細胞を殺してくれる可能性があることになります。がんワクチンはこうした、変異ペプチドや自己ペプチドに反応するT細胞を増やすことを意図しているのです。

では、がんワクチンの実力はどうなのか。次に、がんワクチン療法の臨床試験の結果を紹介しましょう。

期待はずれだった臨床試験

がんワクチンの臨床試験では、がん細胞（全体を潰《つぶ》したもの）、がん細胞から抽出した「ペプチド」、免疫細胞の一種である「樹状《じゅじょう》細胞」など、さまざまなものがワクチンとして使われています。どれも、がん細胞に存在する自己ペプチドもしくは変異ペプチドに反応するT細胞を増やす目的で共通しています。ただ、増やすための手段が異なるだけなのです。

臨床試験の被験者は、臓器転移があるメラノーマ患者が多く、他に、腎《じん》がん、肺がん、大腸がんなどの固形がんが続きます。

がんワクチンの最終目標は、治癒ないし延命です。しかし臨床試験では、がん腫瘤《しゅりゅう》が縮小するかどうかを先に調べます。がんが縮小しなければ、治癒や延命の可能性はないからです。

効果判定法ですが、抗がん剤やサイトカイン療法と同様、がん腫瘤の長径が三割縮むと「部分反応」と判定し、検査で見つけられない大きさになれば「完全反応」と判定します。両者をあわせた場合には「反応」となりますが、それでは分かりにくいので、本書では「縮小反応」と称することにします。

さて肝腎《かんじん》の成績ですが、ローゼンバーグらは二〇〇四年に、米国国立がん研究所での臨床試験結果を報告しています。四四〇人（四二二人はメラノーマ患者）にがんワクチンが試され、完全反応が三人に、部分反応が一一人に認められました。両者をあわせた縮小反応率は三・二パーセントとなります（論文本文では二・六パーセントとなっているが、理由不明。Nat Med 2004;10:909）。

その論文では、他の施設で行われた試験結果も集計しています。三五件の臨床試験の、被験者数は合計七六五人になります（メラノーマ以外の固形がんが三分の二を占める）。その成績をワクチンの種類別に見ると、

●ペプチドワクチン（一七五人）……縮小反応は七人（四・〇パーセント）
●ウイルスワクチン（二〇六人）……縮小反応はゼロ
●がん細胞ワクチン（一四二人）……縮小反応は六人（四・二パーセント）
●樹状細胞ワクチン（一九八人）……縮小反応は一四人（七・一パーセント）
●その他のワクチン（四四人）……縮小反応は二人（四・五パーセント）
●合計（七六五人）……縮小反応は二九人（三・八パーセント）

となります。

縮小反応を得られるケースが少なく、期待はずれの結果です。が、この成績にも若干おかしな点があります。というのは、免疫療法に反応しやすいメラノーマを主な対象としている米国国立がん研究所の縮小反応率が三・二パーセントなのに、他の固形がんを主たる対象とした試験の集計で、より高い数値（三・八パーセント）が出るのは奇怪だからです。

この点その論文では、三五件の試験の中には縮小反応を判定する基準が甘い（言い換えれば、いい加減な）ものが少なくないと指摘しています。だとすれば真の縮小反応率は、ここに示された数値より低いと考えるべきでしょう。

注目の「樹状細胞ワクチン」もダメ

その後、がんワクチンの研究は進歩したのでしょうか。進歩したかどうかの判定にも、縮小反応率が参考になるはずです。

二〇一一年になって米国国立がん研究所は、二〇〇四年から二〇〇九年までに世界で施行された臨床試験の結果を集計しています。その成績をワクチンの種類別に見ると、

●ペプチドワクチン（三四七人）……縮小反応は一三人（三・七パーセント）

●樹状細胞ワクチン（二四〇人）……縮小反応は一〇人（四・二パーセント）
●ウイルスワクチン（一〇八人）……縮小反応は一人（〇・九パーセント）
●がん細胞ワクチン（九八人）……縮小反応は二人（二・〇パーセント）
●ＤＮＡワクチン（六〇人）……縮小反応は四人（六・七パーセント）
●その他のワクチン（八三人）……縮小反応は四人（四・八パーセント）
●合計（九三六人）……縮小反応は三四人（三・六パーセント）

となります（Immunol Rev 2011;239:27）。

九三六人に施行して、縮小反応を得たのが三四人（三・六パーセント）。このところ日本で注目されている「樹状細胞ワクチン」でも四・二パーセントという低率です。これでは、がんワクチンの研究は頭打ちとしか評価できません。

念のため、縮小反応を得た三四人について見てみると、がん腫瘍が消失した（完全反応）患者が七人います。うち四人がメラノーマです。他の固形がんが消失したのは三人で、脳腫瘍《のうしゅよう》、非小細胞《ひしょうさいぼう》型の肺がん、食道がんの転移がんや再発がんです。

これら三人は、がん腫瘍が消えたといっても、治るわけではありません。たとえば転移性食道がんのケースは、日本の研究施設から報告されているのですが、患者はワクチン投与後四〇五日で亡くなっています（Cancer Sci 2008;100:1502）。このケースについても、若干おかしな点があります。

その論文中の、ワクチン療法開始前のCT写真を見ると、転移病巣《びょうそう》は一センチ程度なのです。他方、がんといえども成長速度は比較的ゆっくりですから、放っておいても一年、二年と生きられたように思われます。ワクチン療法で消失した（完全反応）といっても、実際には（治療の副作用で）命を縮めた可能性すらあるわけです。

縮小反応を報じる論文には、縮小したという点が怪しいものもあります。たとえば完全反応を得た三人のうちの、非小細胞型の肺がんのケースでは、CT写真がどうもおかしい。ワクチン投与前と投与後のCT写真を比べて、投与前に見られた転移病巣が投与後のCTでは消えていると主張しているのですが、投与後のCT写真の撮影位置が（投与前CTの撮影位置とは）ズレており、比較困難ないし不能になっているのです（J Clin Oncol 2008;26:4418）。

マスコミに登場するCT写真にも、おかしなものがあります。

二〇一二年二月六日のNHK「あさイチ」という番組で「驚き！がんワクチン治療最前線」という特集が放映されました。NHKのホームページには「すい臓がんでもう治療法がないと言われたものの、肝臓に転移した腫瘍が消え、家族旅行を楽しめるまでに回復した30代の主婦」を紹介したと書かれています。

私自身は番組を見逃したので、おや、どうしたことだろう、と思いました。前述のように、がんワクチンでは完全反応を得ること自体が希《まれ》ですし、仮に完全反応を得ても、メラノーマ以外の固形がんは再増大してくることが常だからです。

ところがある日、「市民のためのがん治療の会 ニュースレター2012年2号」が目にとまりました。NHKで紹介された患者さんの主治医の講演要旨とともに、肝臓病変が増大して縮小・消失するまでのCT所見が載っていたからです。

しかしそれは、肝転移とは言いがたい所見でした。病変内部が均一で、厚みが一定な(造影剤による)リング状の濃染像が周辺を取り巻いていることから、肝膿瘍《かんのうよう》(つまり感染病変)と思われます。同僚の放射線科医数人も同意見でした。感染症であれば、自然に縮小するのも得心できます。

ウソを含んだ「プロベンジ」論文

ウソを含んだ論文といえば、極めつきは「プロベンジ」の治療成績でしょう。プロベンジは転移性かつホルモン治療抵抗性の前立腺がんに対する「樹状細胞ペプチドワクチン」でFDA(米国食品医薬品局)が二〇一〇年四月に承認しています。

プロベンジは三回の治療で九万三〇〇〇ドル（一ドル一〇〇円換算で九三〇万円）。日本から米国に渡って治療を受ける患者もおり、特許切れまでに全世界で九兆円を稼ぐのではとの声もあります。日本の市中クリニックで大流行中の「樹状細胞」を用いた免疫療法も、プロベンジの成功に後押しされています。

承認の根拠となったのは、ある比較試験の結果です（N Engl J Med 2010;363:411）。が、どんなに画期的かと見れば、図9に掲げる程度の成績です。

このグラフを素直に見れば、患者たちは四ヵ月程度の延命を得ます。が、最後には無治療群の生存曲線と交わってしまいます。五年目で一〇パーセント程度が生存していますが、臓器転移があるので、いずれ前立腺がんのために死亡します。

この程度の成績でも、一〇〇〇万円近くを払ってワクチンを受ける意味があるのかどうか、かなり疑問ですが、お金は惜しくないという方々もおられるようです。ただ、次の事実は知っておくほうがいいでしょう。

実は米国内にも、この試験結果には大いに異論があるのです。米国国立がん研究所の研究者らは、①ワクチンを三〇〇人以上に投与して、たった一人にしか縮小反応（それも部分反応）が認められなかったこと、②前立腺がんの腫瘍マーカーであるPSA（前立腺特異抗原）が低下したのは、全患者のたった二・四パーセントだったこと（PSA

値と前立腺がん量は比例するはずなので、ワクチンで転移がんが縮小しないことを意味する）、③進行までの期間が無治療群と変わらなかったことなどを挙げ、この試験の実施過程に欠陥があり、結果が矛盾していることを示唆《しさ》しています（Immunol Rev 2011; 239:27）。つまり、前立腺がんが縮小しないのに延命したというのはおかしい、と言っているのです。

ただ、そういう異論があっても、図9に示すように、生存期間の差が生じたことには限りないインパクトがあるのです。そのゆえ、疑問を抱く専門家たちも、この試験にウソがあるとか、でっち上げだとか主張できずにいるわけです。

にもかかわらず、この試験論文にはウソがあります。それは、患者全員の生死を（完全に）追跡調査したと述べている点で、調査は完全ではなかったのです。そのことはグラフを見れば分かります。

たとえばプロベンジ群の（二年目の）生存率は、グラフからは五二パーセントと読みとれます。しかし、図の下に記されている患者数から計算すると、二年生存率は（一二九人÷三四一人で）三八パーセントにしかなりません。もし生死調査が完全だったとしたら、この三八パーセントが実際の生存率なのです。

それなのにグラフで五二パーセントになっているのは、追跡できなかった患者たち

図9　前立腺がん患者への比較試験結果

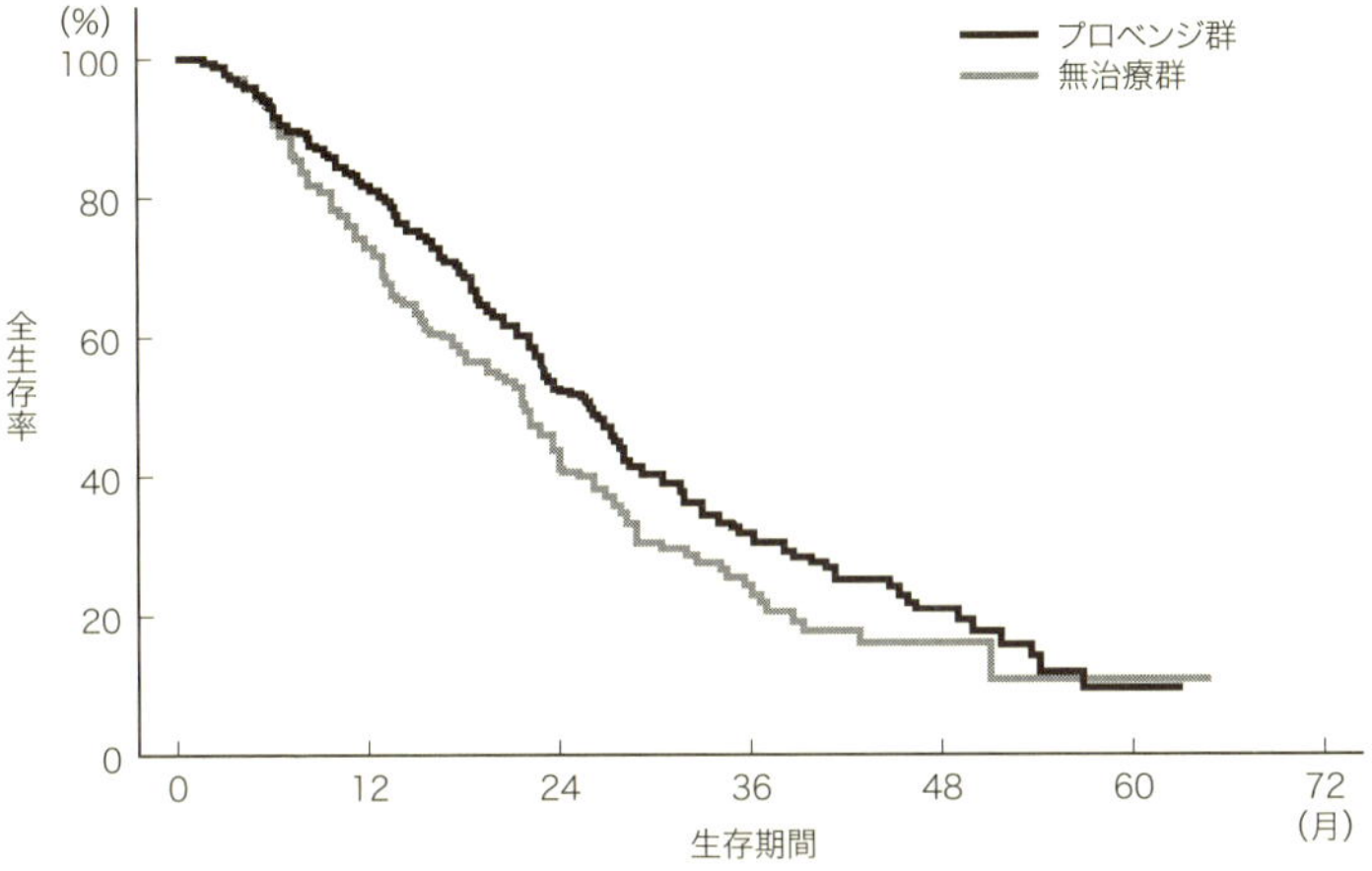

患者数						
プロベンジ群	341	274	129	49	14	1
無治療群	171	123	55	19	4	1

(対象が転移性がんなので全員死亡したはず）の数人ないし数十人を、治療開始後二年以内のどこかで生存していると扱ったからです。——こうしたトリックを取り除けば、プロベンジ群の生存曲線は無治療群のそれと重なるでしょう（生存曲線のトリックに関しては、本書95頁《ページ》および拙著『抗がん剤は効かない』参照）。

ＦＤＡが、このようなウソを含む論文を根拠としてプロベンジを承認したのは誤りです。ＦＤＡが消費者（患者）を保護する役所だというのは過去の話で、最近はその運営資金の多くを製薬会社に頼るようになっています。産業・経済が不振の米国では、製薬業が成長の担い手として期待されていることもあり、誤りを知りながら承認した可能性が高いのです。なお、製薬会社はこのウソにもちろん気づいています（論文著者に製薬会社社員が三人も名を連ねている）。

なぜがんワクチンが効かないのか

最後に、がんワクチン療法が効かない理由について検討しておきましょう。

理由はさまざまですが、一般的には、①T細胞が疲弊しやすい、老化しやすい、②がん細胞がT細胞の標的となるタンパクを提示しなくなる、③火消しリンパ球の存在、④

多勢《たぜい》に無勢《ぶぜい》、などが挙げられています。順に解説しましょう。

ワクチンにより、がん細胞に固有のペプチドを認識し、（がん細胞を攻撃する）T細胞の数を増やしたとしても、T細胞は比較的すみやかに効力を失いがちです。それが①T細胞が疲弊しやすいとか、老化しやすい、という意味です。

②標的となるタンパクを提示しなくなるというのは、ヒト白血球型抗原（HLA）タンパクのことです。前に述べたように、T細胞が特定のペプチドを（攻撃すべきだと）認識するためには、ペプチドはHLAとともに細胞表面に提示される必要があります。ところががん細胞では、HLAが細胞表面に出なくなることがよく生じるのです。そうすると、がん細胞に特有のペプチドがあっても、T細胞はそれを認識できず、結果、がん細胞を攻撃することもできないのです。

前章で紹介した、遺伝子改変T細胞によって正常細胞が全滅しても、がん細胞は生き残ったという話は、がん細胞のこのような性質が原因なのかもしれません。

③火消しリンパ球（制御性T細胞）というのは、前述したように、免疫反応を抑制する免疫細胞のことです。免疫反応を抑制する仕組みは、免疫システムの健全な働きにとって必要不可欠ですが、がんの場合には、兵隊リンパ球の働きを抑えるように作用してしまうのです。

④多勢に無勢というのは、がん細胞の数とT細胞の数との比です。この点、ワクチンが対象とするのは、がん腫瘤が一センチ大で一〇億個、一〇センチ大で一兆個というがん細胞です。これに対し、全身を流れるリンパ球は一〇〇億個前後で、そのうち特定ペプチドを認識するT細胞は数個程度、贔屓目《ひいきめ》にみて数百個から数千個程度でしょう。それをワクチンである程度増やしてみても、がん細胞には数の上でとうてい太刀《たち》打《う》ちできないのです。

以上の①〜④は、免疫療法に携わっている研究者も指摘する理由です。ただそれらの理由は若干こみいっており、覚えておくのが難しいでしょう。もっと簡明かつ本質的な理由づけを第九章で紹介することにしましょう。

現実と期待とのギャップはいかにして生まれるか

本章で述べてきたように、がんワクチンには限界があり、治癒や延命はほぼ期待できません。ところが日本では、がんワクチンへの期待が膨れ上がっています。――このギャップは、マスコミが作り出したものですが、その背後には専門家たちがいます。専門家が発言しなければ、マスコミがはやしたてることはないからです。

二〇一二年一二月のある日、書店に行くと『がんワクチン治療革命』（講談社刊）という新刊書が目にとまりました。著者は中村祐輔《なかむらゆうすけ》・シカゴ大学医学部教授。彼は遺伝子研究を専門とする学者で、その方面で素晴らしい業績を上げられ、かつて私も彼の講演を聞きに行ったことがあります。ただ、彼が免疫療法の専門家になっていたとはつゆ知らず、「革命」というタイトル文言に衝撃を受けました。おやっ、中村さん、どうしちゃったのかな、抱いていた敬意を失いかねないな、と、恐る恐る御本を購入しました。

読んでみると、彼は前述したＮＨＫの「あさイチ」に出演し、ペプチドワクチンの利点を説いていることが分かりました。本の内容は玉石混淆《ぎょくせきこんこう》です。「第４章　白衣の詐欺師に気をつけて」の中で市中クリニックの免疫治療を取り上げて非難し、患者・家族に警鐘《けいしょう》を鳴らしているのが一番共感した点です。が、肝腎のペプチドワクチンに関する部分はいただけない。前述した膵《すい》がんが消えたという患者を紹介・強調していたのがその例ですが、繰り返しになるので、別の例を挙げましょう。

御本では、臓器転移がある大腸がん患者に対するペプチドワクチンの投与研究を紹介し、ある患者が五年近く生きていると強調して、読者がワクチンの将来に夢を抱くよう仕向けています。しかし、患者が五年生きていようと、ペプチドワクチンに期待すべき何の根拠にもならないのです。

というのは、その本自体に「遠隔転移があるステージⅣでは、生存率は十数%になる」とあるように、臓器転移がある大腸がんは（抗がん剤などで）治療しなくても、十数パーセントが五年は生きられるからです（なお、臓器転移のことを遠隔転移という）。何も治療しなくても五年生きられる人がいる場合に、ワクチン投与後に五年生きたケースを何例掲げても、生きているのがワクチンのおかげだとする根拠にはなりません。この点において中村さんは、ほとんど矛盾しています。

またペプチドワクチンを投与されたという、二三名の転移性大腸がん患者全員が、抗がん剤を併用されていることにも注意が必要です。ペプチドワクチンで活性化しようというリンパ球は、抗がん剤に極めて弱い。ヒトの体の細胞中で、抗がん剤や放射線に最も弱く、簡単に死んでしまいます。たとえば放射線では、体の一部に照射しただけなのに、血液中のリンパ球が減り、それで丸山ワクチンを白血球増多目的で使おうという話が出てきたことは前述しました（63頁）。抗がん剤の場合には、全身に回るので、リンパ球（白血球）の減少度は放射線以上です。

したがって、抗がん剤と免疫療法を同時に併用すると、リンパ球は活性化されたり、増えたりするどころか、逆に減少し、脆弱《ぜいじゃく》化してしまいます。ペプチドワクチンの効果を確かめたいのであれば、ペプチドワクチンだけを投与すべきなのです（本当の免疫療法の場合、リンパ球を静注する前に抗がん剤投与を終わらせている。149頁)。

さらに、中村さんが紹介するケースは、他の治療を同時ないし近接して受けているものが多い。肺がんが消えたというケースを御本で紹介していますが、これもワクチン投与に先立って、放射線治療を受けています。放射線によるがん腫瘤の縮小効果が、治療が終わった後に、ゆっくり現れるケースもあるので、腫瘤の縮小をワクチン投与のおかげかのように紹介するのは、論理的にも実際的にも誤りといえるのです。中村さんの遺伝子研究時代の論理的厳密性はどこに行ってしまったのか、と私は悲しくなりました。

別の問題は、私がこの章で紹介した、世界中のがんワクチン試験の集計結果に、御本で触れられていないことでしょう。それでは読者に、がんワクチンに過度の期待を抱かせてしまいます(もっとも、過度の期待を抱かせることが目的だとすれば、それには成功しているわけですが)。

第八章　市中にはびこる〈日本固有のサギ療法〉

ネットにあふれる広告

最近のインターネット広告には驚かされます。私はこの本を書くため、「免疫療法」というキーワードを使ってネット検索したり、免疫療法クリニックのホームページを閲覧しました。その結果、私が免疫療法の情報を探していることがネットの広告会社に知られてしまったのでしょう。健康や医療に関するサイトはもちろん、政治、経済、はてはペット関連のサイトにまで、私が閲覧する先々で免疫療法の宣伝バナーが出現するようになりました。

ご自身や家族ががんになると、インターネットを使って「がん治療」や「免疫療法」について調べる人は多いでしょう。そうすると、私と同じように、ウェブサイトを閲覧するたびに免疫療法の宣伝バナーを目にすることになるのです。

健康であれば「免疫療法」という文字をネットでいくら見かけても頭に残らないでしょうが、ご自身や家族ががんになったとたんに、この種の広告が気になりだします。宣伝費用も相当なものでしょうが、それに惹《ひ》かれてクリニックを訪ねる患者・家族が多く、もとが取れるのでしょう。

実際、免疫療法の費用は高額です。一回の治療で数十万円。しかもそれではすみません。六回で一コースとか、一二回で一コースとされており、一コースで二〇〇万〜三〇〇万円を支払うことになります（全額自費）。

さらに、言葉巧みに誘いかけ、何コースも受けさせるので、一〇〇〇万円、二〇〇〇万円と払う人も数知れず、奥様が亡くなられた挙げ句に四〇〇〇万円の借金を背負った人の話も聞きました。

では、宣伝内容はどのようなものなのか。この点を明らかにするため、免疫療法クリニックのホームページを訪ねて、点検してみました。

結論からいうと、どのクリニックのホームページも問題が山積です。免疫療法に関する肝腎《かんじん》な事項にウソがあるのです。

ウソには、大きく分けて二つのタイプがあります。

一つは、虚偽をわざと記載するものです。免疫療法の場合には、もっともらしく思わせる記載内容になっているので、本書程度の知識がないと、このタイプのウソを見抜くことは難しいでしょう。実例は後述します。

もう一つは、告げるべきことを告げないことにより、患者・家族を錯覚させるタイプのウソです。この実例も後述します。

参考までに、日本国刑法では、「人を欺《あざむ》いて財物を交付させた者は、十年以下の懲役に処する」（第二百四十六条1項）と定めています。「欺いて」というのは、錯覚させてということですが、その範囲はかなり広い。卑近な例でいえば、買い物をしてお金を払うとき五〇〇〇円札を出したのに、店員は一万円札と勘違いしてお釣りを渡した。この場合、お釣りが多いのに気づいた客が、そのことを店員に告げずに受け取ってしまうと、「不告知」による詐欺になります。

免疫療法クリニックのウソ

具体的な検討に移ります。以下の分析は、二〇一三年四月六日現在のネット検索にもとづいています。免疫療法クリニックはたくさんあるので、治療患者数が多い施設を幾つか取りあげますが、全国のどのクリニックも宣伝文句はほぼ共通しています。

老舗《しにせ》の一つは、瀬田《せた》クリニックグループです。東京、大阪など四ヵ所の直轄クリニックを持ち、一九九九年の設立以来、一万五〇〇〇名以上を治療してきたといいます。ほかにも、五〇以上の一般病院や診療所と連携しており、そこでも免疫療法が行われているので、このグループがかかわった患者総数は途方もないでしょう。

行っている治療法は、「樹状《じゅじょう》細胞ワクチン療法」「NK細胞療法」「ガンマ・デルタT細胞療法」「アルファ・ベータT細胞療法」「CTL療法」とホームページにあります。最後の三つは本書にこれまで登場しない用語ですが、いずれも、リンパ球をインターロイキン2と混ぜて増やし（患者の）体内に戻す方法なので、第五章以下で説明したLAK療法と大差ありません。さらに「NK細胞療法」も、その実質はLAK療法なので、結局、「樹状細胞ワクチン療法」を除き、他はすべてLAK療法ということになります。

ホームページには、「治療の特徴」として、「免疫細胞治療は患者さんの身体への負担が極めて少なく、QOL（生活の質）を高いレベルで維持できる治療法です」という文言があります。

しかし本書で見てきたように、患者が死ぬ危険を冒さないと、免疫療法に治癒や延命を期待することはできません。「身体への負担が極めて少なく」「QOLを高いレベルで維持できる」治療法では、治癒や延命は期待できないので、それを期待する患者・家族にとって錯覚させる内容になっています。

次に、「近年の研究から、抗がん剤や放射線による治療と免疫細胞治療を併用することでより高い効果が期待できるということも明らかになりつつあります」という文言があります。

しかし前章で述べたように、仮に免疫療法の効果がある場合でも、抗がん剤や放射線と同時に併用したら、リンパ球が死んでしまい、効果は失われます。近年の研究で抗がん剤や放射線の併用に意味が認められたのは、体の中のリンパ球を一掃してしまう目的で、免疫療法の前に使われた場合です。このことの紹介を省き、患者・家族を錯覚させようとする点で、この文言はウソになっています。

「免疫細胞治療は、患者さんが主治医のもとで受けている治療に『代わるもの』ではなく、ほかの治療と組み合わせることで〈中略〉『集学的治療』の一役を担っています」という文言もありました。しかし、手術・放射線・抗がん剤という三大療法と同時に組み合わせて効果が証明された免疫療法はありません。

なぜこんな文言を入れるのか。もし三大療法と組み合わせて同時にできるというのであれば、患者が現在受けている治療から離れる必要はないことになります。そして、「身体への負担が極めて少なく」との記述も相まって、集客効果は抜群になるのです。

瀬田クリニックのホームページでは、免疫細胞療法について解説する部分にも問題がありました。「一般的に健康な人でも〈中略〉、1日に数千個もの異常な細胞が体内に生じていると考えられています」というのがそれです。

というのは、第七章でも述べましたが、細胞は小さく（一ミリの一〇〇分の一）、ヒトの体の中で生じるので、「異常な細胞」が生まれた瞬間を見た人は誰もいないからです。ましてや、一日数千個の異常な細胞が生じていると確かめた研究者もいないのです。

「ここでも免疫システムが異常な細胞を見つけ排除することで、がんとして発症するのを防いでいます」という文言もありした。しかし、免疫システムががん細胞を排除するところを見た人は誰もいないのです。

こうして、「1日に数千個」や「異常な細胞を見つけ排除する」というのが立派なウソになっているわけです。

ここまで指摘してきたのは、瀬田クリニックに限らず、他の免疫療法クリニックのホームページにも（多少表現を変えて）見られるウソです。この調子で問題点を指摘していくとキリがないので、このくらいにしておきます。ただ、これまでは記述された文言によるウソだったので、次に、記載しないことによって錯覚を誘うウソを指摘することにしましょう。

これらの記載がなければ誤解を招く

免疫療法について紹介する場合、ぜひ記載しなければならないことが幾つもあります。それは、

①免疫細胞を用いた療法で治癒や延命が期待できるのは、悪性黒色腫《こくしょくしゅ》（メラノーマ）だけ

②免疫療法は、肺がん、胃がん、大腸がんなど、他の固形がんには意味がない

③メラノーマにしても、LAK療法は無効だった

④メラノーマでは本当の免疫療法（第五章参照）をすれば治癒や延命が期待できるが、副作用や毒性が強い高用量インターロイキン2療法を併用するのが本当の免疫療法

⑤本当の免疫療法は、強力な抗がん剤治療を（免疫療法が始まる前に）施行しておく必要があるが、副作用や毒性が強くて、死亡する危険性がある

⑥本当の免疫療法でも、抗がん剤や放射線を同時に併用すると、リンパ球が死んでしまい、治療効果がなくなる

⑦NK細胞療法はLAK療法の一種であり、無効

⑧樹状細胞ワクチンは、欧米ではほぼ無効であるとして、見限られた
⑨免疫療法では、免疫反応を抑制する「制御性T細胞」（火消しリンパ球）が障害となる

などです。

私が調べたかぎりでは、免疫療法クリニックのホームページには、これらについての記載はありません。記載したら、お客が離れてしまうからでしょう。しかし、これらを記載しなければ、不告知によって人々を欺いているといえます。

患者を騙す治療実績表示

別のホームページを覗《のぞ》いてみましょう。東京MITクリニックも大手で、二万人を超える患者を治療してきたと謳《うた》っています。その宣伝文句は瀬田クリニックのそれと五十歩百歩なので、別の観点から検討してみましょう。

患者・家族にとって、一番気になるのは治療実績でしょう。しかし免疫治療では、固形がんは治らないし、延命もできない。そのため免疫療法クリニックは、がんが縮小すると強調します。

この点、東京MITクリニックのホームページの「治療症例」中の「肺がん」の項では、肺がん患者のCT写真が目に飛び込んできます。数人の患者について、「治療前」と「治療後」のCT写真を並べて効果を強調しています。

ところが、最初のケースから問題がありました。治療前の「CTでは右肺に大量貯留した胸水《きょうすい》が認められる」とあるのですが、どこにも胸水が認められないのです。他方、治療後のCTでは胸水が認められるのですが、治療前のCTとは異なる部位を撮影したものでした。

二番目のケースも、治療前のCTと治療後のCTとが、撮影している部位（レベル）が異なるので、二つの画像を比較しても無意味になっています。このようなずさんな比較でも、CTを二枚並べて、「胸水はほぼ消滅」「がん自体はほとんど消滅」などという説明文を置きさえすれば、患者・家族は手もなく騙《だま》されてしまうのか、と嘆息しました。

治療前後のCT写真を並べて、免疫療法の治療効果を強調するのは、免疫療法クリニックの常套《じょうとう》手段です。しかし第六章と第七章で解説したように、免疫療法では固形がんはほぼ縮小しないので、比較に無理が生じるわけです。

治療実績を強調する別のやり方は、統計表の提示です。何人治療して何人に効果があったと示すのです。この点、瀬田クリニックのホームページに立派な統計表があるので、点検してみましょう。

その表には、肺がん、胃がん、大腸がんなど、がんの部位別に「免疫細胞治療」の「有効性評価」が載っており、たとえば肺がんでは、三六二人中、「完全奏効」が二人に、「部分奏効」が五七人に見られたとしています（「奏効」は前に紹介した「反応」と同じ意味）。

両者を足して計算した「奏効率」は一六・三パーセントです（「奏効率」は前に紹介した「縮小反応率」と同じ意味）。他にも、「有効率」とか「病勢コントロール率」という項目が並んでおり、それぞれ問題がありますが、ここでは「奏効率」（つまり「縮小反応率」）について検討します。

前二章で述べたように、肺がんなどの固形がんを免疫細胞療法で治療した場合、きちんとした研究施設でも、縮小反応率はゼロないし数パーセントです。ところが、このクリニックでは、高用量インターロイキン2を使うわけでもないのに、縮小反応率が一六パーセント超だとおっしゃっている。大腸がんなど他部位の固形がんでも、軒並み一〇パーセント以上の数値が並んでおり、二〇パーセントを超えるものもあります。

欧米の研究施設における免疫細胞療法の実力からみて、このような高い数値が出ることはありえないわけで、二つの説明が可能です。一つは、まるっきりのでっち上げです。

別の説明は、ウソではないが本当でもない、です。つまり、もしこれら数値が正しいとすると、それは抗がん剤や放射線を併用した患者を紛れ込ませているからでしょう。実際にもホームページには、目立たない小さな文字で、「化学療法など他の治療法を併用している方がいますので、一概に免疫細胞治療の治療効果とは判断できない症例もあります」との断り書きがあるのです。――ならば、こんな統計表を載せるべきではない。載せたのは、患者・家族の錯覚を誘う目的があったためとしか考えられません。

補足すると、抗がん剤は（固形がんに対し）治癒効果も延命効果もないのですが、がん腫瘤《しゅりゅう》を縮小させることはできます。抗がん剤の種類や量、あるいはがん種によって縮小反応率は異なりますが、最低で一～二割程度の縮小反応率が得られます。他方、放射線は縮小反応率がもっと高く、平均でも五割を超えます。これらを併用したケースを統計に含めれば、免疫療法の縮小反応率（つまり奏効率）が高く計算されるのは当然のことなのです。

「がん再発予防」という宣伝文句の狙い

治療成績を良く見せる、別の手段もあります。医学雑誌に載った療法であることを示す方法です。

白山《はくさん》通りクリニックの宣伝文句が典型でしょう。「がん再発予防に高い効果。実績3000症例以上」とか「《がん免疫療法》奇跡ではなく、科学的に証明された治療と実績」という短いフレーズからなっていて、インターネット上でよく見かけます。

何が科学的に証明されたのか。ホームページを覗いてみると、前に紹介した、ランセット誌に載った(比較試験の)論文内容を引用しています。肝がんの術後にLAK療法を行うと、再発するまでの期間が延びるというグラフ(本書169頁《ページ》、図8と同じもの)を掲げ、「活性化自己リンパ球療法(近藤注:つまりLAK療法)は有効性が科学的に証明された療法です」と記しています。

しかし前述したように、その比較試験では、生存期間はLAK療法をしない場合と変わりがなかった(168頁)。再発するまでの期間が延びたのに、生存期間が変わらなかったということは、LAK療法の副作用や毒性で命を縮めたことになります。この点を述べないことが正直でなく、患者・家族の誤解を誘うのです。

同クリニックは、ネットのいたるところで「がん再発予防に高い効果」と宣伝しているのですが、この文言にはある狙《ねら》いがあるはずです。というのも、これまで免疫療法を受けていたのは、もっぱら三大療法をすでに受け、その後に再発してきた患者たちでした。ということは、三大療法後に再発しない患者は誘い込めなかったわけです。しかし「再発予防」と謳えば、将来再発しないはずの患者たちも誘い込めることになります。そうした患者たちは、もともと再発するはずがないのに、再発してこないのは免疫療法のおかげと感謝することになるのでしょう。

お金と引き換えに魂を売るがごとき振る舞い

現在、免疫療法クリニックは雨後《うご》の竹の子状態です。クリニック間で激しい患者獲得競争が行われていることは想像に難《かた》くない。そういう場合にどこで差をつけるのか。免疫治療では治癒も延命も不可能なので、中身(つまり治療内容)で差をつけることはできません。どうしても、外見の良さを競うことになります。他のクリニックよりも、立派そうに見せるわけです(クジャクのオスの羽と一緒)。方法を幾つか紹介しましょう。

一つには、肩書きを利用する。たとえば東京ＭＩＴクリニックはホームページで、院長のことを「腫瘍免疫学の第一人者」「日本免疫治療学会会長」と紹介しています。ところが、「日本免疫治療学会」なるものを調べると、二〇〇五年に創立されたことは分かったものの、学会活動をしているようには思われず、学術総会を開いた形跡もない（医療関係の学会は、年に一度は総会を開き、通常その形跡がネットに残っているのが一般的）。理事として免疫学とはまるで関係のない医者の名があるのも面妖《めんよう》です。しかも創立以来八年にもわたり（その院長が）学会会長と理事長を兼ねたままでいるらしく、学術団体としてはありえない。それらから推《お》して、日本免疫治療学会は「学会会長」の肩書きを作るために、院長らがでっち上げた団体だと思われます。

そもそも「腫瘍免疫学の第一人者」という点からしておかしい。自分で自分のことを褒めるのは、わが国では恥ずべき行いとされてきました。医者が自分を褒めていたなら、怪しいと思うのが常識人の感覚というものでしょう。しかし、切羽詰まった患者・家族は、不信感を抱くのではなく、頼もしいと受け取ってしまうようです。

さも立派そうに見せる別の方策は、他の医療機関との連携です。大学病院などの研究機関と提携していることを示せば、患者・家族からの信頼度が増します。そこでどうするか。研究費をばら撒《ま》きます。前述したように、免疫療法クリニックの稼ぎは膨大なので、研究機関に数百万〜数千万円規模の寄付をすることは簡単です。

クリニックにとって問題は、研究機関の側が寄付金を受け取ってくれるか否《いな》か、です。受け取れば、名前をウェブサイトに載せられても文句はいえず、研究機関の側としては考えどころです。しかし近時、研究機関は資金集めに汲々《きゅうきゅう》とするようになり、汚れた金でも喉から手が出るほど欲しくなっています。そして見渡せば、よその機関も受け取っている。——こうして心理的障壁はどんどん低くなり、「こんなところまで」と驚くような機関が提携病院としてネットに掲載されています。

免疫療法クリニックの提携先、あるいは共同研究機関として名が挙がっているのは、東京大学医学部附属病院、東京医科大学病院、順天堂大学医学部、国立国際医療研究センター、名古屋大学医学部附属病院、日本赤十字社医療センター、横浜市立大学附属病院、東京女子医科大学東医療センター、などなどです。探せばどこかに慶應の名もあるかもしれません。

免疫療法クリニックは、個人にも触手を伸ばします。「元〇〇大学病院院長」「□□大学名誉教授」など、肩書きが立派な人物を顧問や非常勤医として迎えるのです。仕事内容はわずかなもので、今まで以上の給料がもらえると仄聞《そくぶん》しました。免疫療法クリニックとしては、肩書きを広告として使えるので、お金は惜しくない。しかし、大学教授や病院長という学術世界のトップに登りつめた者にとっては、お金と引き換えに魂を売るがごとき振る舞いです。

さらに検索を続けると、東京女子医科大学のごときは、大学病院自体が免疫療法クリニックと提携して、活性化リンパ球療法（ＬＡＫ療法）を実施していました。大学病院自身がサギを行うとは、世も末です。

なお、厚生労働省から「先進医療」として認められ、幾つかの大学病院で施行されている免疫療法があり、これらは既述の免疫療法とは異なり、金儲《かねもう》け目的というより、実験的性格が強いようです。しかし、施行している内容は、市中の免疫療法クリニックと大差ありません。そして中には、久留米大学病院のように、「がんペプチドワクチン臨床試験」と称して、一クールで六〇万〜八〇万円を徴収するところもあります。こうなると、無効な治療なのに患者に期待を抱かせ大金を徴収する点で、サギと評価するしかなくなります。実験だと自認しているなら、患者からお金をとってはならないのです。

日本の医療は世界に類を見ない無法地帯

日本はどうしてこうなってしまったのか。免疫療法クリニックは欧米にはなく、日本だけにしか存在しないので、日本が特殊かつ孤立していることは確かです。どこが特殊なのか、免疫療法クリニックをのさばらせる原因は何か、検討してみましょう。

日本が孤立する原因は、島国であって、かつ、日本語だけで用が足りてしまうことにあるでしょう。マスコミの記者は英語論文を読みこなせないので、新しいことを知ろうとしたら、医者を訪ねて取材するしかない。医者のほうは商売だから、自分たちに都合がいいことばかり伝え、マスコミはそれを全国に向けてそのまま発信します。その結果、免疫療法がバラ色であるかのようなイメージが広がってしまうのです。

そして日本では、医療行為に対する規制が緩いというより、ないに等しい。例を挙げましょう。

ノーベル賞を授与された山中教授の研究成果は「iPS細胞」で、「幹《かん》細胞」の一種です。幹細胞は人体の各組織にあって、組織が傷ついたときに再生するのを助けます。そこで、病気の人に幹細胞を投与したらどうだろうかというアイデアが生じ、その研究は世界中で行われています。

しかし今のところ、幹細胞までは作れても、その先が問題です。幹細胞を単に静脈内に戻したのでは、血管の中を巡るだけで、各組織に定着しないし、幹細胞が肺の静脈に詰まって呼吸不全を起こして死亡する危険まであります。それで欧米では、患者への投与は厳しく規制されています。

この点お隣の韓国でも、幹細胞を投与する行為を許可制にし、厳しく制限していま す。そこで韓国の企業が、幹細胞の作製までを自国で行い、糖尿病、リウマチなどの患者や美容効果を期待する人を日本に送り込み、日本の市中クリニックを使って静注投与しているのです。その数、二〇〇九年以降、約三七〇〇人(投与回数は延べ約五四〇〇回)(「毎日新聞」二〇一二年一二月二二日)。

日本には、このような効果不明の治療行為を規制する法制がないのです。日本は医師免許さえあれば、「医師の裁量行為」として、何でも許されてしまいます。中国でも最近は規制が始まり、規制当局の介入がない先進国は日本だけになっています(「毎日新聞」同前)。

幹細胞の投与にしても、がん免疫療法にしても(臨床試験としてでなく)市中のクリニックで有料実施したら、欧米では医師資格を剝奪《はくだつ》されます。それが分かっているので、医者は誰も実行しないわけです。この点において、日本は世界に類を見ない無法地帯になっているのです。

患者にできること、ＮＨＫに望むこと

これは早急に是正されるべきですが、すぐにもできることを三点指摘しておきましょう。

一つは、これまで被害にあった人やその近縁者による行動です。被害者や近縁者が声を上げ、世に訴えなければ被害者が増えるばかりです。何百万、何千万円の被害や借金を負った被害者らの行動が、世の中を変えていくはずなのです。

第二には、マスコミ、ことにＮＨＫに、事態の是正に動くことを期待したい。

実は今日の免疫療法クリニックの隆盛は、ＮＨＫが作り出したといって過言ではありません。私が見るところ、きっかけは一九九五年のＮＨＫスペシャル「あるがん治療への挑戦　漢方薬と免疫療法」において、内田《うちだ》温士《あつし》・京大教授を登場させ、「ＡＴＫ療法」なる、リンパ球を活性化させる療法を持ち上げたことにあります。それへの批判は拙著『患者よ、がんと闘うな』に書いたので、繰り返しませんが、視聴者にリンパ球を使った治療への妄信を生み出す一助になったことは確かです（なお内田教授は、その後、胃がんで死亡）。

そして最近では、前章で触れたように、ＮＨＫはいたずらにがんワクチンへの期待を煽《あお》り、免疫療法クリニックの経営を裏から支える結果になってしまっています。

ただ私は、ＮＨＫにも心ある人たちがいることを知っています。がん関係では近年、立花隆《たちばなたかし》さんが舞台回し役を務めた、抗がん剤についての特集が、科学的批判に耐えられる公正な内容になっており、秀逸《しゅういつ》でした。やろうと思えばできるのですから、免疫療法に関しても、問題点を抉《えぐ》り出し、被害者を一人でも少なくする番組を作られんことを期待する次第です。

第三に、免疫力に関する通念が根本的に間違っています。そのため、免疫療法に期待してしまい、被害者が出るのです。免疫療法クリニックよる被害をなくすためには、免疫力について意識改革をする必要があり、そうすれば、人々をより健康にすると思います。

第九章　〈免疫力〉より〈抵抗力〉を大切に

病原体は「非自己」、がんは「自己」

前章まで述べてきたように、ただ一つのがん種（メラノーマ）を除き、がんの免疫療法は無力であるか、有害です。

では、がん患者が長生きするためには、健康人ががんにかからないようにするためには、どうしたらよいのか。この問題を検討して本書を閉じたいと思います。

重要なのは、細菌やウイルスなど病原体に対する免疫と、がんに対する免疫をはっきり区別することです。

病原体は「非自己」であるので、免疫システムはこれを攻撃し、排除します。しかし、がんは自分自身の一部であり、「自己」そのものなので、免疫はがんを叩《たた》けないのです。

がん腫瘤《しゅりゅう》には、一センチの大きさでも、一〇億個のがん細胞が詰まっています。一〇センチならば一兆個。がんがその大きさにまで育ったのは、免疫ががんに負けたなによりの証拠です。それなのに、億個、兆個のがん細胞を免疫で何とかしたいというのは、発想からして無理があります。

もっとも健康人の場合にも、免疫システムが「自己」を攻撃できることがあります。が、そうなると「自己免疫疾患」という病気であり、悪くすると、宿主たるヒトを滅ぼしてしまいます。そのためでしょう、免疫システムは「自己」を攻撃しないよう、「火消しリンパ球」を用意しており、自己免疫疾患の発症は希《まれ》です。

がん細胞と正常細胞は、同じ遺伝子セットを持ち、構造と機能がほぼ共通していま す。もし免疫システムががん細胞を攻撃できるなら、正常細胞をも攻撃できることになり、ヒトは滅びてしまいます。それを防ぐために火消しリンパ球があり、それががん細胞をも守るわけです。

それならば、火消しリンパ球を体の中から消し去れば、がん細胞をやっつけられるのではないか。考え方は正しいのですが、火消しリンパ球だけを除去する方法が見つからない。火消しリンパ球もリンパ球の一種なので、細胞の構造や代謝は兵隊リンパ球などと異ならず、火消しリンパ球だけを選択的に除去できないのです。

したがって、火消しリンパ球を除去する場合には、他の免疫細胞もろとも除去することになります。メラノーマではその方法として、強烈な抗がん剤治療や放射線治療が行われ、患者は死の危険にさらされるのでした。これでは「体にやさしい治療」では全然ない。免疫療法というより、特殊な複合療法と考えるべきでしょう。

このように、がんを免疫力で何とかしようとすると、いろいろ無理が生じます。がんに対抗するための免疫力という考え方は、間違いであるか、危険であると知るべきです。

人為的に免疫力を上げることは不可能

では、健康になるための免疫力、という考え方はどうでしょうか。書店に行くと、『「免疫を高める」と健康になる』、『最後は「免疫力」があなたを救う！』、『免疫力を上げる「食」の本』などの本がずらりと並んでいます。しかし、人為的に免疫力を上げようとするのには無理があります。

理由は、免疫システムがあまりに複雑かつ精緻《せいち》だからです。多数種類の免疫細胞が、相互に働きかけて、それぞれの機能を強めあい、抑制しあい、システム全体が円滑に働くよう微調整を続けている。そこに特定の方法で働きかけても、必ず無理が生じてしまうのです。

いい例がインフルエンザの予防注射です。インフルエンザ・ウイルスの死骸であるワクチンを接種しても、免疫システムが十分働かないので、発症率は接種しない場合と同じです。

他方で、ウイルスの死骸を一時に多量に体内に注入するため、免疫システムが過剰に反応し、接種直後にサイトカイン・ストームという異常反応を起こすことがある。そのため、高齢者がショックでよく死亡します。脳組織の発達が未熟な若年者で永続する脳障害が生じることがあるのも、免疫細胞の過剰反応が原因でしょう。

がんワクチンの場合には、がん細胞自体が「自己」であるため、その成分を接種しても、「自己」に対する免疫はつくられがたく、無効でした。

それどころか丸山ワクチンを多量に投与したら、免疫システムが刺激されたためか、治るはずの患者の四分の一が死んでしまった。

食物によっても、免疫力を上げることはできません。もろもろの書籍で免疫力をつけるといわれている食物は、たいてい野菜です。野菜は、胃腸の中では、個々の栄養素に分解されて、腸から吸収されます。したがって、もし免疫力が上がるとすると、これら個々の栄養素が免疫システムに働きかけるため、ということになりますが、免疫力を上げる栄養素というものは存在しないのです。複数の栄養素を同時に投与しても同じです。

このように、人為的に免疫力を高める方法はないので、『「免疫を高める」と健康になる』などのタイトルは誤りです。誤ったタイトルの本が売れる、日本という国はなんなのでしょうか。

免疫システムが働くと、死亡率が高くなる一面も

そもそも「免疫力」とは何でしょうか。体が丈夫なことなのか？　白血球が多いことなのか？

実は健康な人々を調査すると、白血球数が少な目の人たちよりも、多目の人たちのほうが、若干短命になっています。白血球数が多いのは、体のどこかに炎症があるからではないか。

実際、胃、大腸、肝臓、肺、膀胱《ぼうこう》、副鼻腔《ふくびくう》などの臓器に炎症があると、発がん率が高くなることが知られています。免疫細胞が病原体と闘うために分泌する種々の物質が、正常細胞の遺伝子をも傷つけるからだろうと考えられています。

炎症のように、免疫システムが過度に活性化された状態は、体に悪いのです。免疫システムが働くと体によいとの妄信は、きっぱりと捨て去りましょう。

しかし免疫システムは、体が必要とするときには、自然に働きだします。傷を負って

細菌が入れば、免疫細胞が静かに活性化され、排除してくれるのです。もっとも傷ついた箇所は、赤く腫《は》れて痛むでしょう。それは免疫細胞が細菌と闘うときに分泌するサイトカインのせいなのです。

その痛みを取ろうと、アスピリンやロキソニンのような鎮痛剤を飲むと、確かに痛みは和らぎます。でもそれは、細菌の力をそいだためではなく、鎮痛剤が免疫細胞の働きを落とし、サイトカインの分泌が減ったためなのです。他方、免疫細胞の働きが鈍るため、細菌は増殖できるようになり、数を増やします。結果、傷の治りは遅れてしまうのです。

口や気道から細菌やウイルスが入ってきた場合は、宿主たるヒトが気づかぬうちに、免疫システムが排除してくれます。ただ、ときに免疫システムの活性化が間に合わないと、カゼや胃腸炎を発症します。でも、やがて免疫システムが態勢を立て直し、それらを排除してくれるのです。

このように免疫システムは、異常事態に対し自然に円滑に対処してくれるので、免疫力について普段からあれこれ考え、心配することは無用です。

免疫力を落とす抗がん剤、鎮痛剤

免疫力を上げる特定の方法はありませんが、落とす方法は幾つもあります。

一つは免疫抑制剤です。臓器移植のときに、拒絶反応を防ぐために使われますが、結果、種々の細菌やウイルスによる感染症が増加することが知られています。副腎皮質《ふくじんひしつ》ホルモン（ステロイド）もリンパ球を殺し、免疫を抑制する働きがあるので、長期使用者では感染症が増えます。

免疫抑制剤を使うと、発がん頻度も上昇しますが、悪性リンパ腫《しゅ》など、ウイルス感染との関係が指摘されるがん種がほとんどです。免疫抑制によってウイルスの活動が活発になり、発がんにつながったものでしょう。

第二には、抗がん剤を使うと免疫力が落ちます。そのため抗がん剤治療で感染症が多発するわけです。抗がん剤には発がん性もありますが、細胞の遺伝子が傷つくためであり、免疫抑制の結果ではないようです。

前述したように、ある種の鎮痛剤も免疫力を下げてしまいます。ウイルスのために高熱が出ているときには特に危険です。免疫力が下がった間に増殖したウイルスに対抗するため、鎮痛剤が切れたときに免疫細胞が目一杯働いてサイトカインを過剰分泌し、サイトカイン・ストームが生じてしまうのです。そのためショック死したり、脳組織の未発達な子どもでは、永続する脳障害が起きてしまいます。

免疫力を落とさないためには栄養が重要

免疫システムが正しく働くためには、体が十分な栄養を蓄えている必要があります。栄養が十分でないと、感染症が増え、死亡する者も増えるのです。

たとえば、日本が貧しく、飢饉《ききん》もあった大正から昭和初期にかけて、国民死亡原因のトップは、「下痢腸炎」や「肺炎」でした。現代人に比べ免疫力が低下していて、細菌やウイルスとの闘いに負けたことが一因です。

結核もそうです。英国の死亡統計を見ると、一八三〇年代には人口一〇万人あたり、毎年四〇〇人が結核で死亡していました。が、その後、死亡率は直線的に右肩下がりに減少し、一九五〇年には死亡率が二〇分の一になりました。

日本は第二次世界大戦後、経済復興にともない、平均余命が大きく伸びて世界第一位になりました。特徴的なのは、ある種のがんが減っていることです。

子宮がんが代表的で、第二次世界大戦直後は、一〇万人の女性あたり毎年三〇人が子宮がんで死亡していました。しかし、その後の経済復興とともに、死亡数は右肩下がりに直線的に減少して、一九九〇年には一〇万人あたり五人となりました（その後は現在までほぼ横ばいで推移している）。

もっとも、これら死亡率の減少には、経済力の向上にともなう衛生環境や労働環境などの改善が関係している可能性があるので、すべてを栄養状態の改善で説明できるかは不明です。そこで、栄養状態の指標となりうる「体重」と死亡率の関係を見てみることにしましょう。

長生きするのは「ちょっと太目」

日本では、栄養状態が良すぎて肥満になると、健康が害される、種々の成人病が生じる、寿命が縮む、と考えられています。メタボリック・シンドロームと呼ばれる肥満状態は、健康に良くないというキャンペーンがあって、「メタボ健診」も始まっています。

ところが、世界中の三〇〇万人にも及ぶ人たちの調査結果を総合すると、標準体重の人たちよりも、俗に「ちょいメタ」という太目の人たちのほうが長命だったのです（JAMA

2013;309:71)。

体重が標準を下回る、痩《や》せすぎの人たちは、標準体重の人たちよりずっと短命です。調査では、痩せている人たちの短命の原因として、がん、脳卒中、肺炎（などの感染症）による死亡が増えることが分かっています。

それで心配になるのが、現今の風潮です。たとえば最近では、『長生きしたけりゃ肉は食べるな』（若杉友子著、幻冬舎刊）という菜食中心生活を説く本がベストセラーになりました。

しかし前述したように、菜食で健康になり、免疫力が上がることはありません。それどころか、動物性タンパクを避けて菜食中心にすると、たいてい痩せてきますから、寿命を縮めてしまうでしょう。

がん患者の場合は、とくに危険です。菜食中心にして体重が落ちると、がんが爆発的に増殖する恐れがあるからです。

私の診療体験では、がんが再発した後に食事療法に専念して体重を落とし、がんが急激に増大して、明らかに命を縮めたと思われる患者が数名います。そういう方々は、かなりのインテリで、意志強固である点が共通していました。克己心《こっきしん》が強いと、あまり美《お》味《い》しくもない食事療法を徹底的に実行してしまい、体重が激減し、がんの増殖が速まるのでしょう。

だから、がんにかかったら、食事療法には目もくれず、エビ、トロ、ステーキ、ウニ、ウナギ、と、美味しいものをいっぱい食べて、体重維持を図るのが、延命するためのコツだと思います。

「ちょっと太目」にそなわる抵抗力

体重を減らすと、がんが爆発的に増殖するのはなぜか。それらの患者さんは、がん病巣《びょうそう》がすでに存在し、それが増大したのであって、新たな病巣が出現したわけではありません。

私は、体の「抵抗力」が落ちるからだと思います。抵抗力が落ちて、がんが増殖しやすくなったのです。

抵抗力とは何か。体をつくっている個々の細胞や組織の頑丈さが、抵抗力の実質になると思います。細胞本体が頑丈で、細胞の集合である組織の強度が高ければ、がん細胞が増殖し組織に侵入するのを抑え込めるはずだからです。

胃がんを例にとりましょう。胃袋の壁は厚さ五ミリ程度で、内腔《ないくう》のほうから粘膜、粘膜下層、筋層、腹膜の順に積み重なっています。がん細胞は粘膜に生じますが、進行がんになるには、胃壁の奥にがん細胞が侵入していく必要があります。このとき、粘膜下層や筋層がバリアー（障壁）として立ちはだかるのです。

その場合、バリアーが頑丈であれば、がん細胞はなかなかバリアーを越えられず、がんは進行しないことになります。逆に、正常組織の強度が落ちれば、がん細胞の増殖・侵入が容易になるのです。

抵抗力という考え方は、病原体に対しても有意義です。前述のように痩せている人たちが短命なのは、感染症にかかりやすいのが一因ですが、これは体細胞や組織の抵抗力が落ちて、細菌やウイルスが容易に侵入してしまうから、と考えることもできます。なにも絶対的に免疫力（の低下）を持ちだす必要はないわけです。

抵抗力を支えるコレステロール

抵抗力にとって重要なのは、コレステロールです。

コレステロールに関しては、「高《こう》コレステロール血症《けっしょう》」という病名もあり、日本では、コレステロールは健康の敵のように見られています。

しかしコレステロールは、正常細胞の膜をつくる重要成分で、ホルモンなどの活性分子を合成するための材料にもなっています。血管壁や神経細胞にとってはとくに必要です。細胞や組織の頑丈さを決める物質の中では、コレステロールは最重要でしょう。

それなのに、血中のコレステロール値を下げるとどうなるか。

日本には、高コレステロール血症と診断された人たち四万人に薬を飲ませて、コレステロール値を下げたデータがあります。すると、値が一番下がったグループでは、すべての死因を含めた死亡率が一番高かったのです。がん、脳卒中、事故・自殺による死亡率が増えたからです。

多数の住民を追跡調査した結果でも、同じ傾向が見られます。寿命が最も短いのは、血中コレステロールが最低値の人たちです。がん、脳卒中、感染症などによる死亡が増えていました。これに対し、高コレステロール血症とされた人たちの寿命は、男性では最も長く、女性では平均値の人たちと変わりませんでした（拙著『成人病の真実』参照）。

このようなデータから、コレステロール値が低くなると、がん、脳卒中、感染症、事故・自殺などが増えることが分かります。

がんによる死亡が増えるのは、がんに対するバリアーたる、組織の抵抗力が落ちて、がん細胞が爆発的に増殖・侵入したからでしょう。

脳卒中の中では、血管が破れて出血する「脳出血」が増えています。コレステロールが減ると、血管壁がもろくなり、破れやすくなると考えられています。

感染症が増えるのをコレステロールと関連させて説明すると、コレステロールはあらゆる細胞の膜をつくる重要成分です。そのため前述のように、体細胞や組織の抵抗力が落ちて、細菌やウイルスが容易に侵入してしまう、というのが一つの説明です。

もう一つには、免疫システムが使っている「受容体」や「サイトカイン」は、細胞膜のコレステロールが少ないと、うまく働かなくなります。そのため免疫力が落ち、細菌やウイルスがはびこりやすくなるとの説明も可能です。

事故・自殺はどうか。前述したように、コレステロールは神経細胞にとって重要な物質です。コレステロールが減ると、神経細胞の働きが悪くなり、その影響で判断能力が鈍って事故を起こし、「うつ」状態になって自殺企図が増えるようなのです。

読者は、これらがん、脳卒中、事故・自殺、感染症が増えるという現象のすべてを「抵抗力の低下」で説明できることに気づかれるでしょう。一方、「免疫力の低下」では、その一部（感染症の増加）しか説明できません。

とすれば、一般的な健康問題についても、がんに関しても、免疫力という観念からはもう離れるべきでしょう。その代わりに、抵抗力という考え方を大事にし、言葉としても（免疫力ではなく）「抵抗力」を用いていくべきだと思われます。

著者略歴
1948年、東京都に生まれる。慶應義塾大学医学部放射線科講師。慶應義塾大学医学部を卒業後、アメリカに留学。帰国後は、がん一般の治療を専門とし、乳がん治療では早くから乳房温存療法を実践。一方で、日本の医療界の変革と、患者本位の医療を実現するため、医療現場からの情報公開に力を注ぎ続けている。
著書に『患者よ、がんと闘うな』『成人病の真実』(以上、文春文庫)、『あなたの癌は、がんもどき』(梧桐書院)、『放射線被ばくCT検査でがんになる』(亜紀書房)、『がん放置療法のすすめ』(文春新書)、『医者に殺されない47の心得』(アスコム)などがある。2012年、がん治療における先駆的な意見を一般人にもわかりやすく発表し、啓蒙を続けてきた功績により、第60回菊池寛賞を受賞した。
●公式Webサイト「近藤誠がん研究所 セカンドオピニオン外来」
http://kondo-makoto.com

免《めん》疫《えき》療《りょう》法《ほう》に近《ちか》づくな
長生《ながい》きするなら「免疫力《めんえきりょく》」より「抵抗力《ていこうりょく》」

著者　近藤《こんどう》誠《まこと》

2013年7月31日　第1刷発行

発行所　株式会社亜紀書房
東京都千代田区神田神保町1-32　〒101-0051
電話　03-5280-0261（営業）　03-3824-7238（編集）
振替　00100-9-144037
http://www.akizero.jp（亜紀書房ZERO事業部）

装幀　大島武宜
著者写真　阿久津知宏
本文DTP　朝日メディアインターナショナル株式会社
印刷・製本　株式会社トライ　http://www.try-sky.com

ISBN978-4-7505-1313-3
乱丁本・落丁本はお取り替えいたします。

亜紀書房ZERO事業部の好評既刊

小谷太郎

サイエンスジョーク 笑えたあなたは理系脳

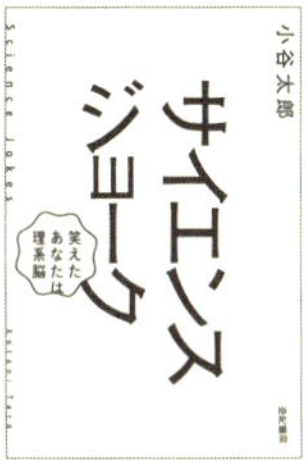

理系脳の営みから生まれる呻吟、感動、奇行があなたの爆笑中枢を一撃！ ジョークは高度に論理的であればあるほど面白い。

1365円
1234-1

鈴木邦男
本間龍

だれがタブーをつくるのか
原発広告・報道を通して日本人の良心を問う

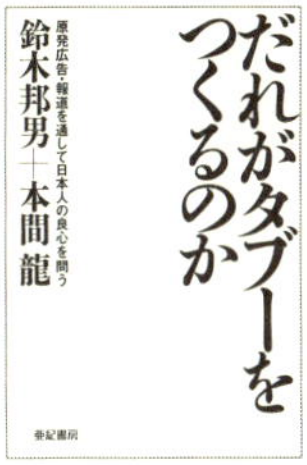

元右翼団体代表にして孤高の論客と、元博報堂社員にしてタブーへの挑戦者が、「表現」の自由と責任、「言論」の自由と覚悟を語る。

1365円
1302-7

岡江　晃

宅間守 精神鑑定書
精神医療と刑事司法のはざまで

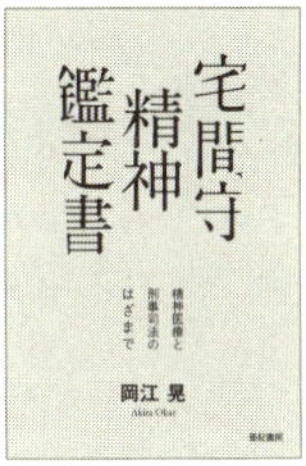

附属池田小事件により二〇〇九年四月に死刑が執行された宅間守死刑囚の精神鑑定書を、ほぼそのまま収載。

2520円
1310-2

定価は税込み（5%）です。定価は変更することがあります。